たいせつな家族を感染症から守る本

生田和良・著

講談社

はじめに

感染症の知識を身につけて、毎日の生活に活かし、人生100年時代を元気に生き抜く

40年ほど前になるが、今日の新型コロナウイルス感染症（COVID–19）のように大きな話題になった感染症があった。エイズ（ＡＩＤＳ、後天性免疫不全症候群）である。１９８１年当時、「奇妙な病気」ということで、どのメディアも連日この話題で埋まっていた。それ以降、ＳＡＲＳ（重症急性呼吸器症候群）やＭＥＲＳ（中東呼吸器症候群）も、また鳥インフルエンザも話題になったが、エイズや今日のCOVID–19ほどではなかった。ウイルスや感染についての未知の程度が異なっていたからだ。

このCOVID–19は中国湖北省・武漢市で発生し、その原因はおそらくコウモリがもっていたウイルスが、人間社会に入ってきたものではないかといわれている。コロナウイルスは、通常の風邪のウイルスでもあり、２００２年に、同じく中国広東省・広州市で発生したＳＡＲＳ、そして２０１２年に中東地域を中心に発生したＭＥＲＳの原因となっている。今回の新型コロナウイルス（SARS–CoV–2）は、ＳＡＲＳの原因となったウイルス（SARS–CoV）やＭＥＲＳの原因となったウイルス（MERS–CoV）と同じコロナウイルスの仲間なのである。

感染症が日常にあった第二次世界大戦前までとは、日本の社会は大きく変わり、ウイルスや感染といえば、パソコン用語と思われる時代になっていた。そんな中、

2020（令和2）年の1月に、中国から新しい感染症として新型肺炎の話題が飛び込んできた。2021年4月現在でも、あらゆるメディアの報道がますます過熱し、この感染症関連の話題一色である。世界がひっくり返る、まさに災害や戦争のようなことになっている。

感染症が話題になるのは輸入感染症であることが多く、今回のSARS-CoV-2のような強烈なものはメディアでも話題性がある。しかしそのほかにも、日本に住んでいる人たちに限っても、それぞれの世代で、ごくごく身近に存在する感染症がたくさんある。このような身近な感染症は人類がワクチンや治療薬で制したと思っており、時々話題にはなるが、情報が充実しているとは思えない。最近では、SNSやインターネット上で多くの感染症に関連する情報があふれているが、中には、科学的根拠に乏しい情報もありそうである。どの情報を信じればいいのかわからなくなっているとの意見もあり、混乱を招く結果になっている。

筆者は、大阪大学・微生物病研究所→一般財団法人・阪大微生物病研究会（ワクチンメーカー）→地方独立行政法人・大阪健康安全基盤研究所（地方衛生研究所）で、ウイルス学と感染症について長年携わってきた。そして、産学官の、開発、研究、行政のすべてにかかわってきたが、それらを統合して発信することが重要ではないかと思うようになった。「身近に存在する感染症、気になる感染症に関する予備知識があれば、その感染症にかかるのを避けることもできるだろうし、避けることができなくとも軽症ですむことになれば」という思いで筆をとった。日常の生活で、各世代の人たちが遭遇する可能性のある感染症についての情報を、かみくだいて届けたい。一般の人たちの知識が増えることで、人類が直面しているさまざまな感染症に対して、戦っていくのか、もしくは共存しながら暮らしていくのか、それぞれの感染症における暮らし方が見えてくることを願って。

本書は、

①感染症を起こす病原微生物を知る
②からだのしくみとしての免疫を知る
③感染症のかかりやすさを知る

ことで、少しでも知識をもって、見えない相手を過大に恐れることなく、ともに暮らす日常の「感染症生活」について、ヒントとなる情報を盛り込んだものである。

ただ、どうしても専門的な用語でしか説明できないなど、難解な部分があることは否めない。そこは読み飛ばしもらってもかまわない。まずは最後まで読んでみてほしい。

感染症は災害に似ている。忘れたころにやってくる。だから備えよう。

たいせつな家族を感染症から守る本

目次

本書に登場する家族のメンバー紹介

直樹（主人公）は52歳、銀行に勤務している。直樹の妻（久美子）は50歳で、学校給食の管理栄養士をしている。

直樹の父（78歳）と母（76歳）は健在で、退職後、悠々自適の生活を送っている。

直樹には、子どもが3人いる。長女（25歳）は結婚し、直樹の家の近くのマンションで生活している。幼稚園児の男の子（4歳）がおり、現在第2子を妊娠中。長女の夫（30歳）は商社マンで、海外出張にもよく出かけている。そして、大学生の次女（22歳）と高校生の長男（18歳）である（図1）。

それでは、以上9人の家族メンバー、長女のおなかに宿っている赤ちゃんに関する、身近に潜む感染症について、順次話題にしていきたい。

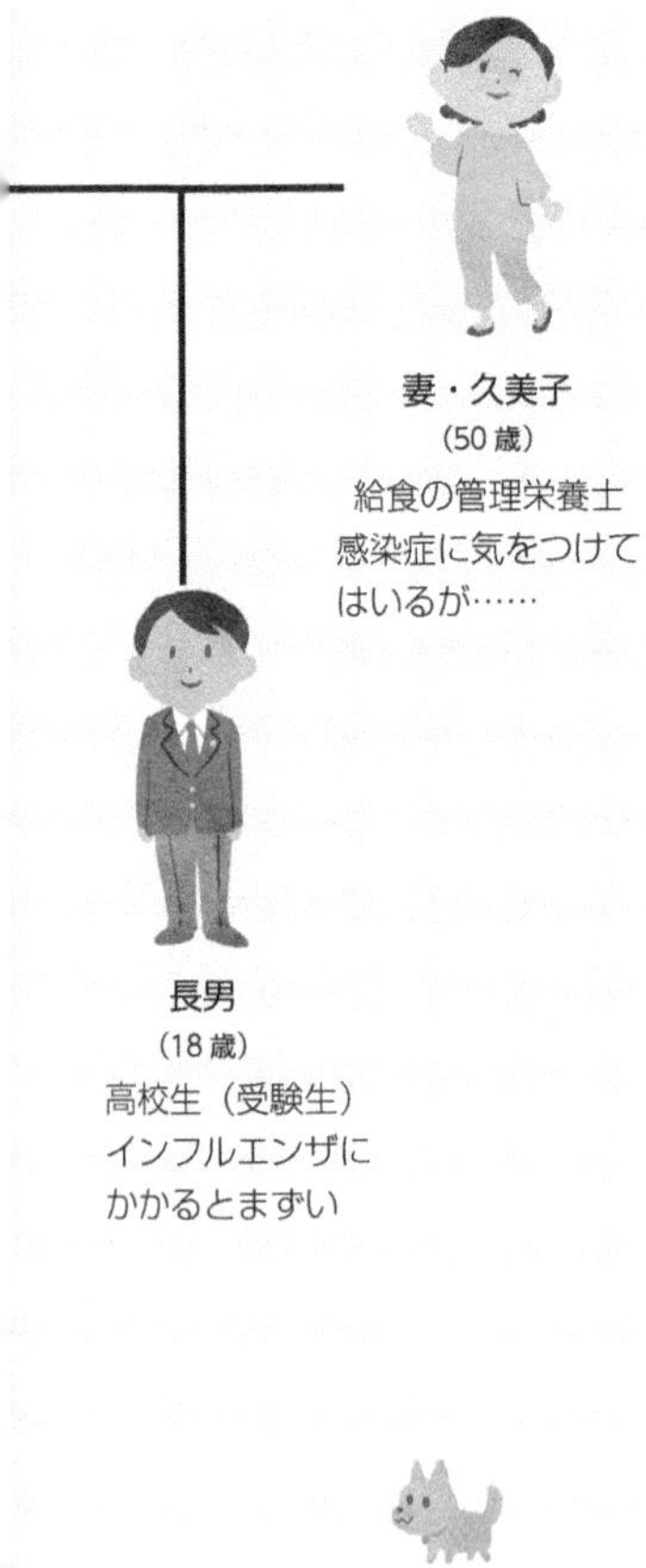
妻・久美子
（50歳）
給食の管理栄養士
感染症に気をつけてはいるが……
長男
（18歳）
高校生（受験生）
インフルエンザにかかるとまずい

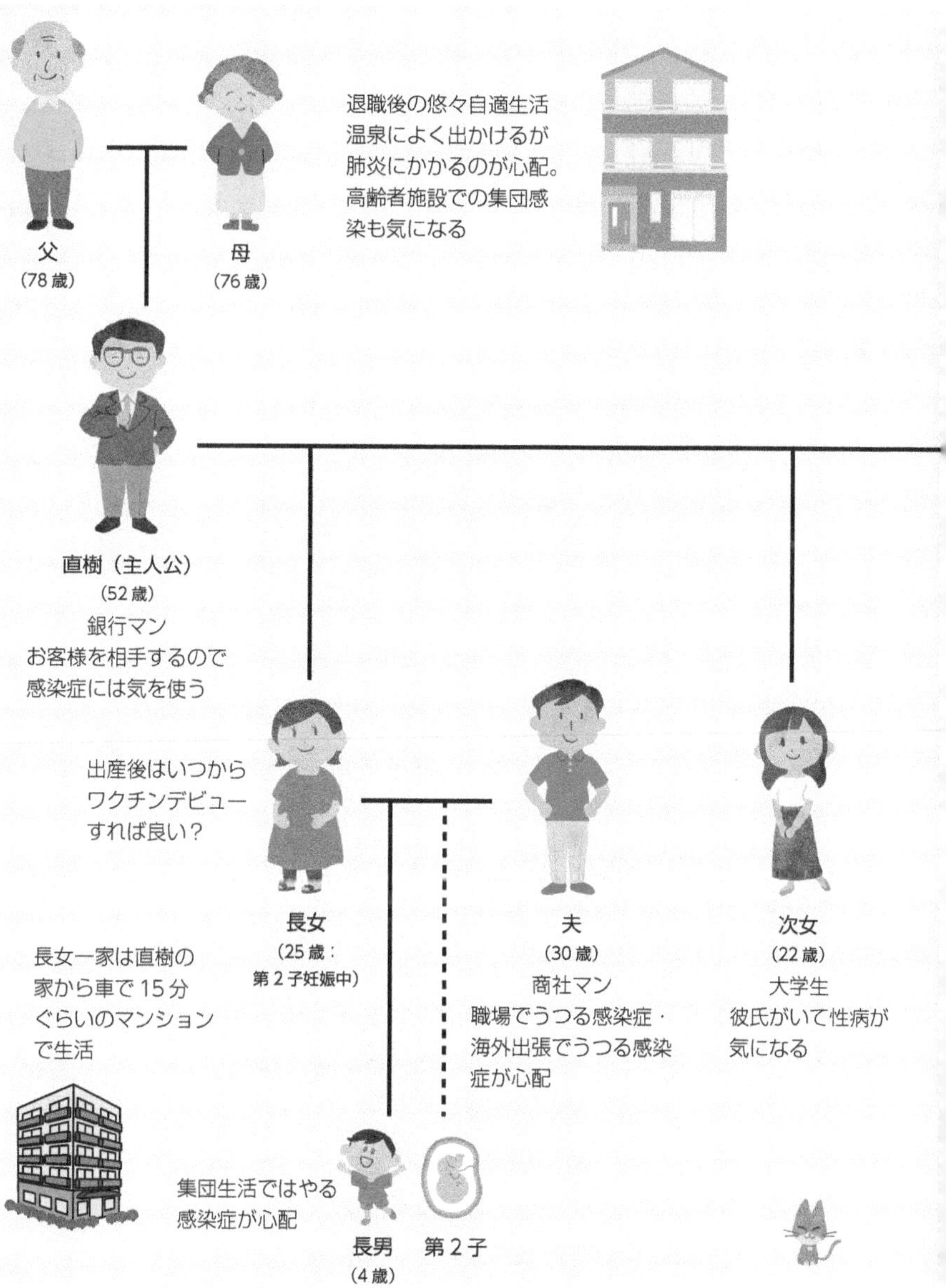
父
（78歳）
母
（76歳）
退職後の悠々自適生活
温泉によく出かけるが
肺炎にかかるのが心配。
高齢者施設での集団感
染も気になる
直樹（主人公）
（52歳）
銀行マン
お客様を相手するので
感染症には気を使う
出産後はいつから
ワクチンデビュー
すれば良い？
長女
（25歳：
第２子妊娠中）
夫
（30歳）
商社マン
職場でうつる感染症・
海外出張でうつる感染
症が心配
次女
（22歳）
大学生
彼氏がいて性病が
気になる
長女一家は直樹の
家から車で15分
ぐらいのマンション
で生活
集団生活ではやる
感染症が心配
長男
（4歳）
第２子

図１　感染症を心配する本書に登場する家族

第1章　予習●感染症に関する日本の特殊性

直樹の父●そういえば子どものころは
結核とか伝染病ってよく聞いてたなぁ。
今、日本では感染症というけど、
新型コロナウイルスの
ほかには何があるのかな。

直樹の母●海外から持ち込まれた
感染症が多くて、
それを輸入感染症と
いうらしいですよ。

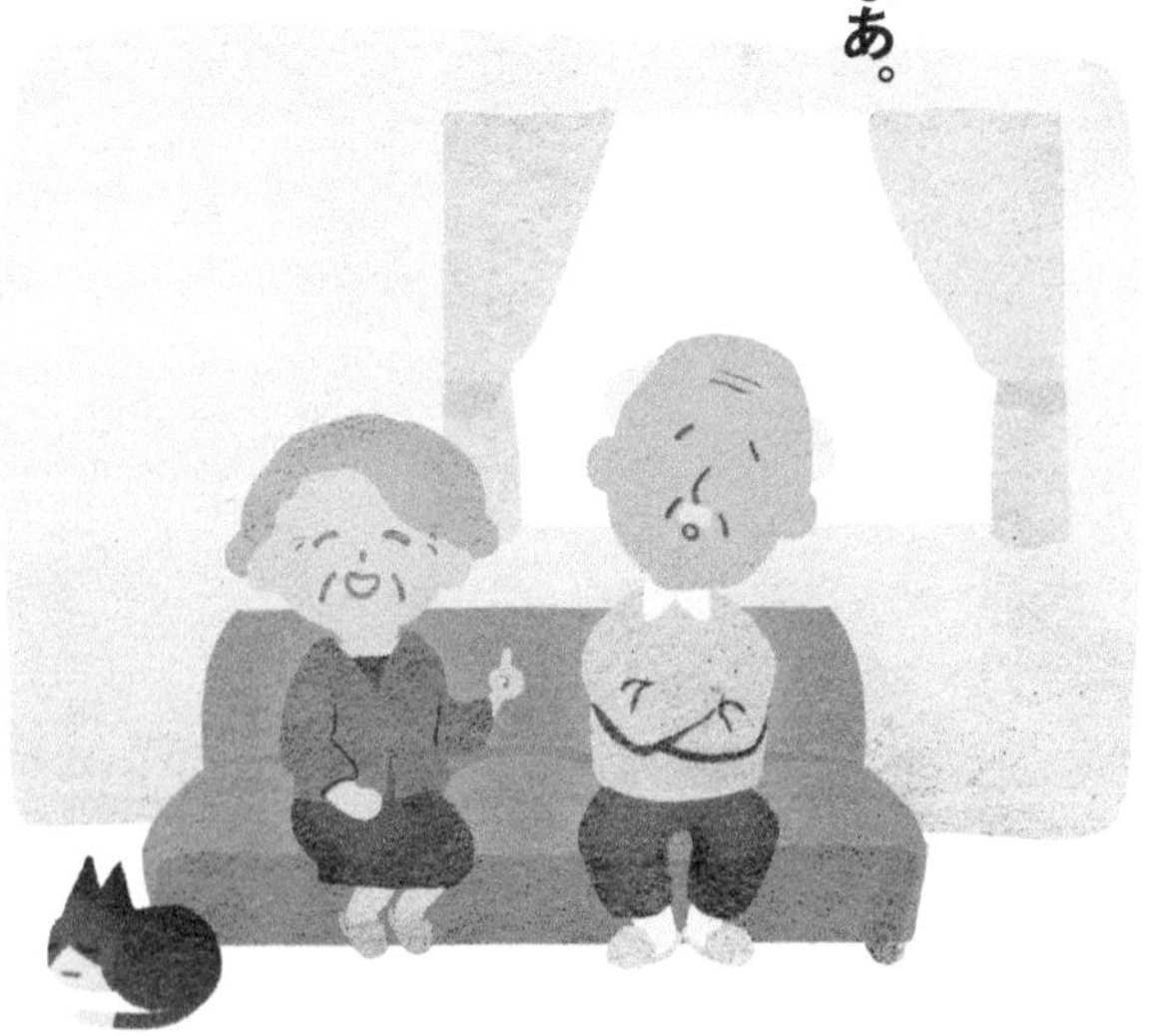

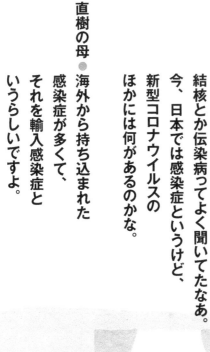

●クリーンすぎる日本では、免疫を「学習」しにくい

日本は、今やすっかりクリーンな社会が当たり前になっている。皆さん、抗菌グッズが大好きである。でも、こんな世の中では、ヒトが生まれながらにもっている、免疫を学習する機会がどんどん減ってしまう。

この免疫とは、からだに侵入してきた異物（病原体＝細菌やウイルスなど）を、からだから排除しようとするしくみである。すなわち、異物にさらされて初めて、この異物の形や性質などがどのようなものなのかを、自身のからだで「学習」する。異物のひとつひとつの情報について、からだの中で、免疫にかかわっている細胞に記憶させているのである。ヒトが生きていく過程は、この「学習」の繰り返しで、年を重ねるごとに、免疫細胞の記憶量、レパートリーが増えていく、つまり、免疫の力が強くなるのである。

したがって、「おぎゃー」と生まれたばかりの赤ちゃんは、まだ自身で免疫を学習していない。おなかの中でお母さんからもらった免疫の力（抗体という。詳しくは39頁参照）や、母乳の中に含まれる抗体で半年ほどの間は守られる。その後は自力で、この免疫の力を日々鍛えて、たくましく人生を生きていくのである。

免疫の力が適切に働いているほど、からだの感染症に対する抵抗力が強い、すなわち健康であるということになる。風邪をひいたことがないというのは、この免疫の力が

MEMO　殺菌・抗菌・除菌の違い

- 殺菌
  - 滅菌：すべて殺す
  - 消毒：ある程度殺す
- 抗菌：増殖を防ぐ（殺さない）
- 除菌：取り除く

きちんと働いているからである。

しかし、クリーンだ、抗菌グッズだといっていると、この細菌やウイルスにさらされる機会がほとんどなくなり、「感染」して「学習」して強くなる、せっかくのチャンスをなくしてしまっているともいえる。

公衆衛生が進み、クリーンな国になると、自然界からの病原体にさらされなくなり、感染のリスクは減る。しかし、同時に、免疫を学習する機会も減るので、その病原体がまだまん延している国に出かけるときには注意が必要である。ワクチンが開発されている感染症に対しては、ワクチンを接種して出かけると安心である。

●ワクチン接種が重要だが、ワクチンが開発されていない感染症も多い

免疫の力を育てるためといっても、もちろん、自然界に存在する細菌やウイルス（野生型）に感染することにはリスクがあり、時には死に至る場合もあるかもしれない。だから、野生型に感染するのではなく、安全なワクチン接種で同じように免疫の学習ができれば、安心で有益と考えられる。

ただ、ワクチンはごく一部の感染症でしか開発されていないので、ワクチンがない感染症については、子ども時代に野生型に感染することで学習するしかない。しかし、その学習をせずに大人になってしまうことも多い。大人になって初めて感染したときは、多くの場合、子ども時代に感染するよりも、重症化する傾向が強いことが知られている。

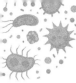

◆感染症講座◆ワクチン

自然界に存在する細菌やウイルス（野生型）に感染して、免疫の力が働かなければ病気（感染症）になる。そこで、たとえば同じウイルスだが、安全な形のウイルスを、あらかじめワクチンとして接種して免疫の力をつけておくと、その後に野生型の病原性ウイルスに感染しても免疫の力（抗体）によって感染を防いでくれる。

ワクチンは、病気を起こさないように、弱いウイルスにしたものを用いる場合は「弱毒生ワクチン」と呼び、強いウイルスでも、薬品で処理し感染できない、死んだ状態のウイルスを用いる場合は「不活化ワクチン」と呼んでいる。このような人工的に培養したワクチンをヒトに接種すると、2～3週間もすると、接種した種類のウイルスにだけ結合できる抗体（これをウイルスに特異的な抗体と表現する）が作られる。その後は病原性の強い野生型ウイルスがやってきても、その抗体で感染を防御することができる。これが、ワクチン接種による感染症の予防の原理である（新型コロナウイルスに対しては、新たに「メッセンジャー RNA ワクチン」が開発された）。

とりあえずワクチンを接種しておけば、一旦は抗体がたくさん作られる。しかし、数年も経てば抗体の量は徐々に減ってくるのが一般的である。そこで、2回目のワクチンを接種すると、今度はブースト効果（同じ異物により、2回目の刺激を受けて、免疫機能が亢進すること）により、速やかに、しかもたくさんの抗体が作られる（図2）。特に、不活化ワクチンの場合には1回では抗体が産生されにくい場合があり、4回も接種する必要があるものもある。子どもを何回も予防接種に連れていくのもこのためである。

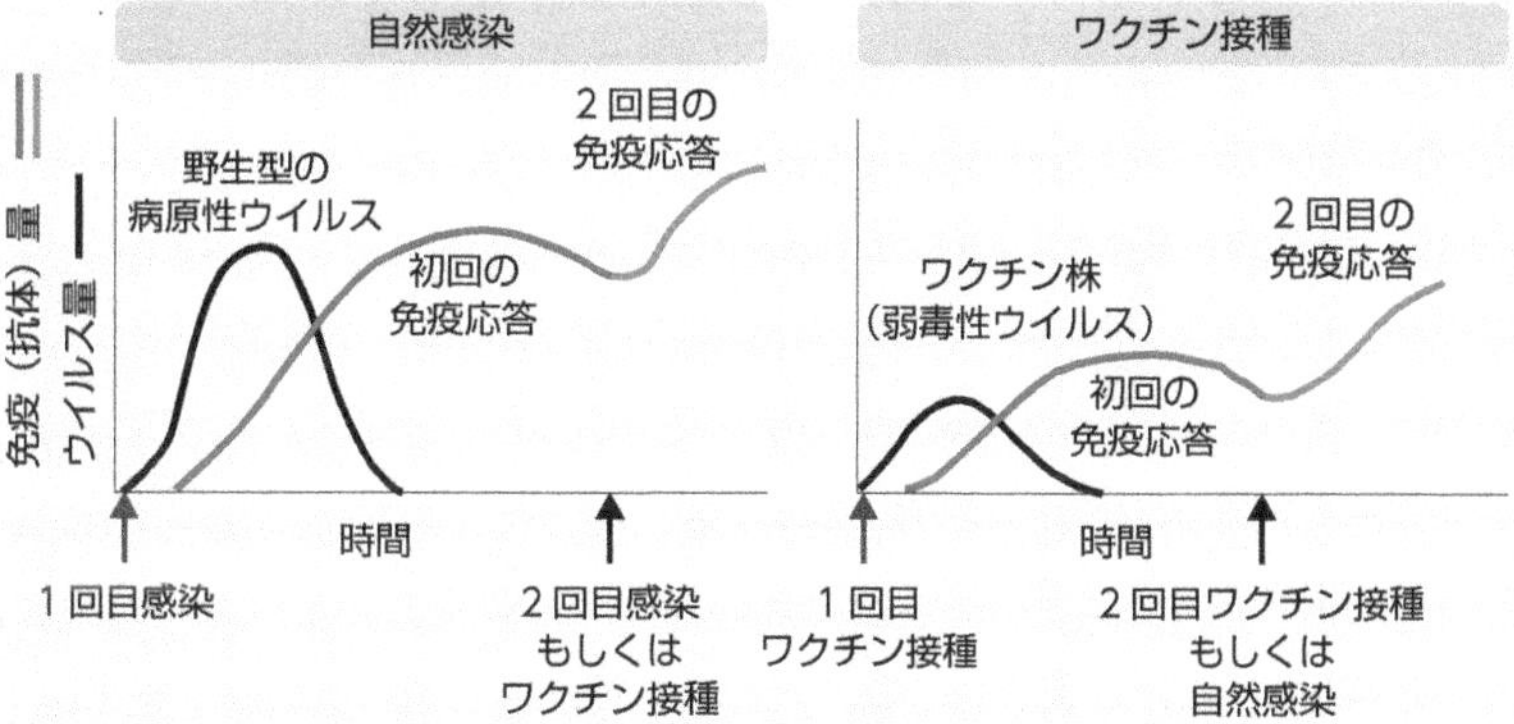

図2　体内のウイルスの量と抗体量

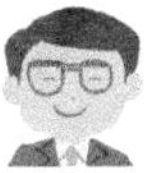

直樹●この間、インフルエンザワクチン接種のときに、「ここの病院はほかより費用が安いみたいですが、効きは大丈夫ですか?」って聞いたら、「ワクチンの効きは同じですよ」っていわれたんだけど。

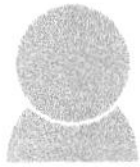

友人の医師●インフルエンザワクチンは、厚生労働省によって製造するウイルスの株や製造方法なども細かく決められているから、どこのメーカーのものも品質はほぼ同じと考えられるよね。

●輸入感染症が、大きな社会問題となっている

途上国の人たちの多くは、今でもいろいろな感染症と共存しながら、自ら鍛えてきた免疫の力で乗り切っている。２０２０年に新型コロナウイルス（SARS–CoV–2）が広がる前は、大型連休や年末年始に海外へ出かける日本人が多かった。海外で食べ物でおなかをこわしたり、アウトドアで遊んでいる時など、蚊に刺されたりして、容易にいろいろな感染症にかかってしまうことがある。運よくというか悪くというか、まだ症状が現れていない潜伏期間中に帰国した場合には、帰国後に発症することになる。そうなると免疫のほとんどない周囲の日本人、さらにその周囲の人たちが接した別の人たちにも次々とうつってしまう。もし、うつされた人が別の都市へ移動した場合には、そこへ飛び火をしてさらにその都市で広げてしまうことになる。このようにして、海外から持ち込ま

れる形で感染症アウトブレイクの発生となる。近年の麻しん（はしか）の流行は、まさにそのようなパターンで発生している。今では、流行した麻しんのウイルスを調べることで、海外のどの国から持ち込まれたかがわかるほど、感染症情報は充実している。輸入感染症についての詳しい情報は、第6章を参照されたい。

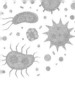

第2章　予習●微生物
——見えないから微生物

直樹●微生物ってなんだろう。

久美子●インターネットで調べたら、字のごとく、顕微鏡でしかその姿形が見えない小さな生き物のことみたいよ。感染症を起こす微生物は「病原体」っていうんだって。

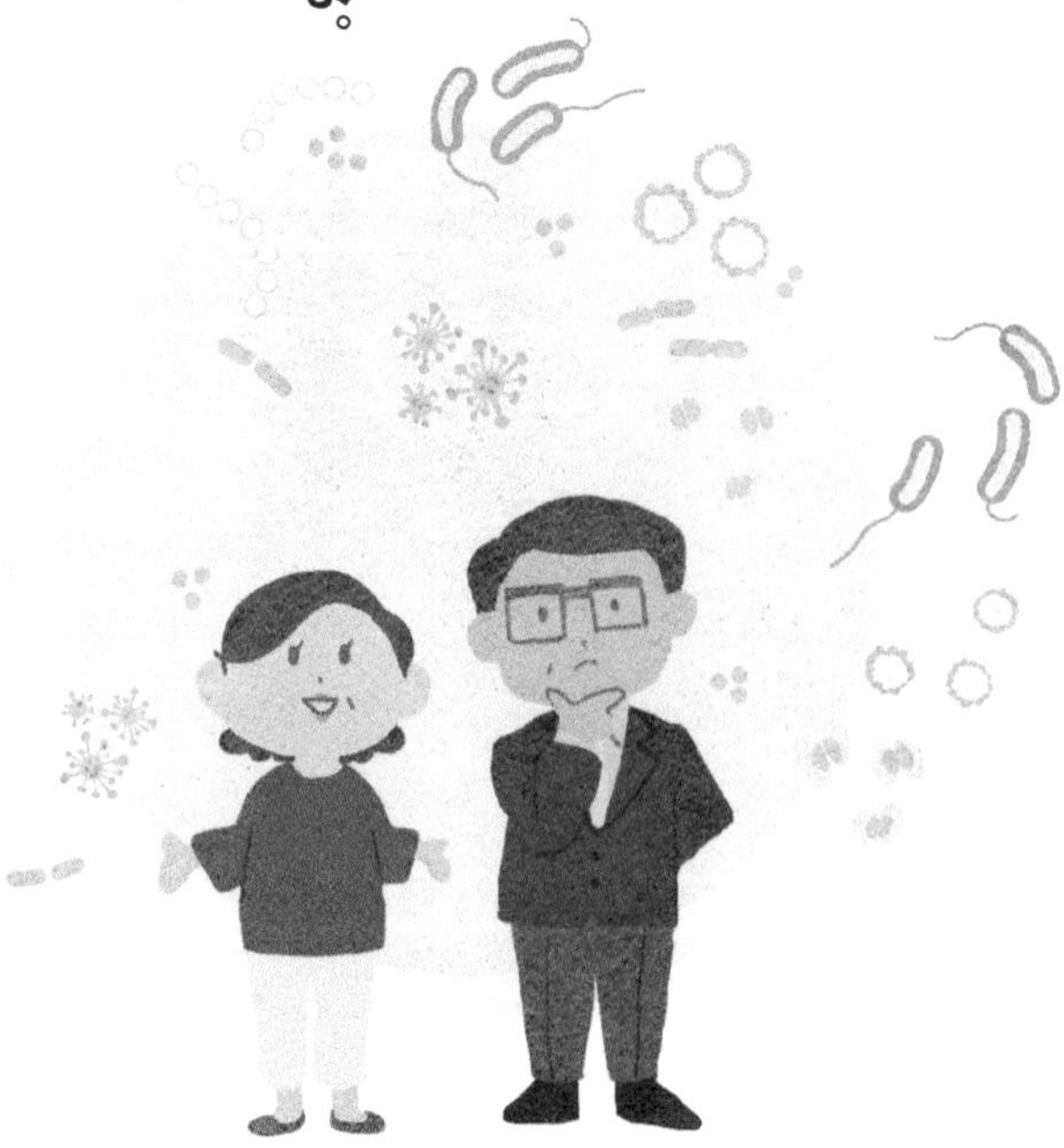

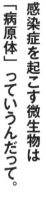

●微生物には人に役立つ「有用微生物」と、感染症を起こす「病原微生物」がある

この世の中には、微生物と一括りに呼ばれる、目で姿形を見ることができない、ごくごく小さな生き物が、海、山、雨水、ヒトの皮膚や体内などのいたるところに住んでいる（図3）。ヒトの皮膚には1平方センチメートル当たり1000匹以上、腸の中には1000兆匹以上いるといわれる。海、山も入れたら膨大な数になり、おそらく、人間が、その存在すら知らないものがほとんどである。

微生物の中には、酵母のように役に立つもの（有用微生物）から、ヒトや動物、それに植物に病気（感

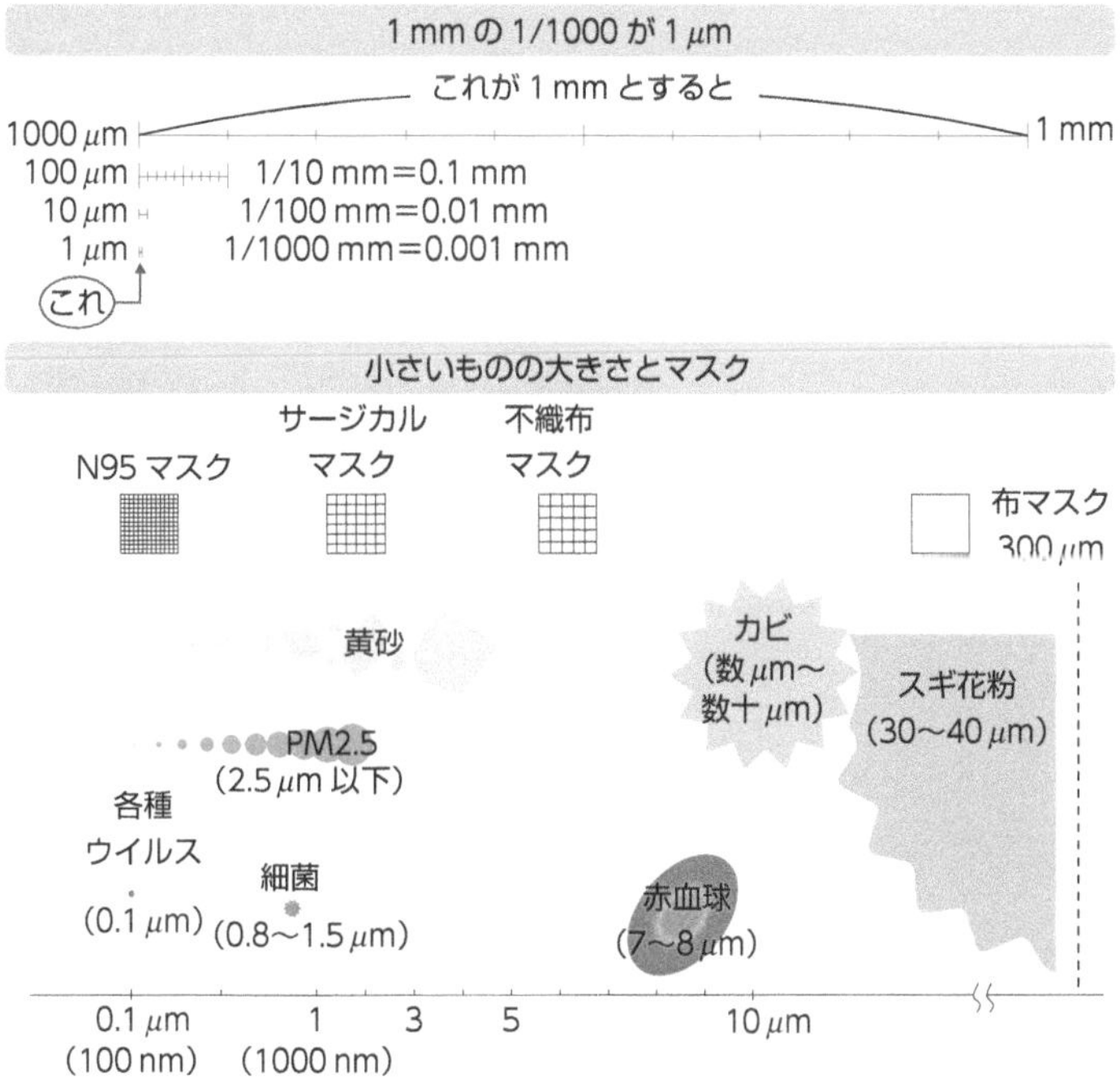

図３　小さいものの大きさ比べ

広く利用されている不織布マスクの網目はウイルスや細菌より大きいが、役に立たないわけではない。咳やくしゃみによる飛沫を防ぐことができる。

染症）を起こすもの（病原微生物、病原体ともいう）、さらにはこれといった病気を起こすわけでもなく、ただ取りついて離れないもの（常在微生物）まで、さまざまな種類のものがある（図４）。

　本書ではたくさんの感染症について触れていくが、その多くは、ヒトをはじめ、さまざまな動物に感染症を起こす微生物（細菌とウイルス）が対象である。

　細菌は栄養があれば自らの力で細胞分裂をして増えることができる（図５）。また、ヒトや動物、植物と同じように、遺伝情報をＤＮＡ（デオキシリボ核酸）に納めている。なんとなく生き物としてイメージしやすい。

　一方、ウイルスは自ら増えるだけの力を備えていない。必ず、増やしてくれる宿主《しゅくしゅ》細胞が必要になる。その意味では、生き物とはいえないかもしれない。しかし、一旦、人間などの生き物の細

有用微生物

①乳酸菌、酵母菌、納豆菌	食品加工
②放線菌	抗生剤の作製
③アデノ随伴ウイルス	遺伝子治療
④大腸菌	生物工学的手法による有用たんぱく質発現

病原微生物

①原核生物	細菌（赤痢菌、肺炎球菌、ブドウ球菌、サルモネラ）
②真核生物	真菌（白癬菌、カンジダ） 寄生虫（アニサキス、エキノコックス） 原虫（マラリア原虫、トキソプラズマ原虫）
③ウイルス	インフルエンザウイルス、ノロウイルス、コロナウイルス

図４　微生物の種類

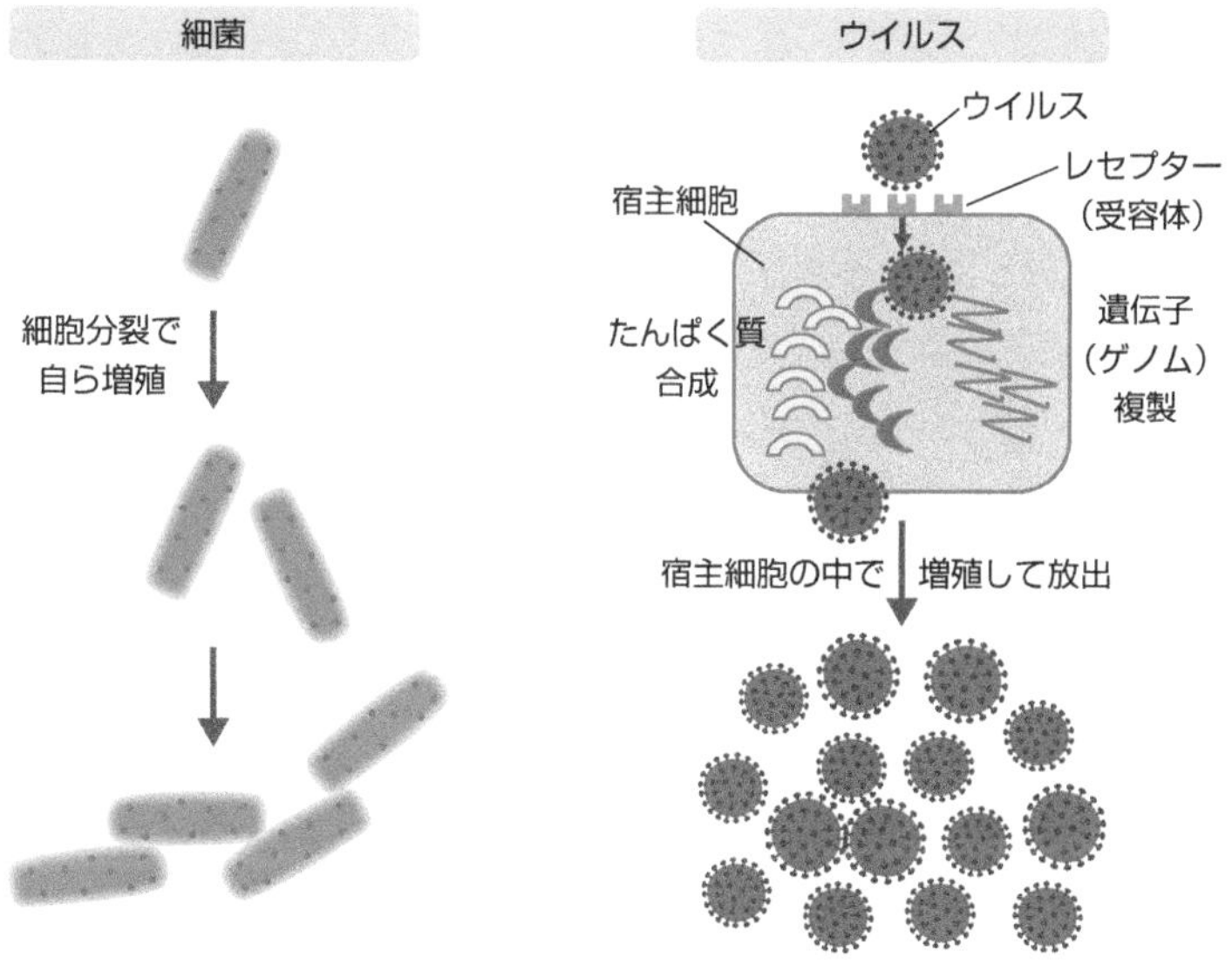

図５　細菌とウイルスの増え方の違い

胞に取りついて（感染して）、からだの中で増殖し始めると、凄まじい数の子孫ウイルスを作り、取りついた宿主細胞を破壊したり、殺さないまでも正常に機能させない状態にしたりと、宿主に大きな影響を与える（図5）。

あるウイルスに感染しやすい細胞（感受性細胞という）は、そのウイルスと結合するレセプター（受容体）を細胞表面にもっている。感染とは、そのレセプターとウイルス表面が結合することで成立する（図６）。感受性細胞が

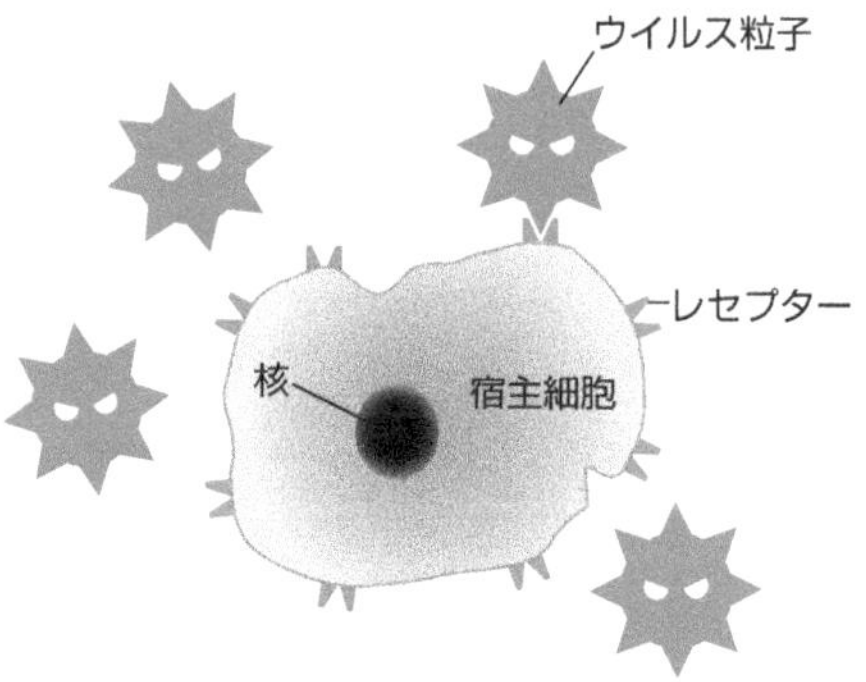

図６　ウイルスとレセプター

からだのどの部分に分布しているかによって、どのように感染が始まり、感染したウイルスがどこで、どのような病気を起こすのかが決まってくる。

たとえば、インフルエンザウイルスの感受性細胞は喉や肺に分布しているので呼吸器系の病気を起こし、一方、ノロウイルスの感受性細胞は腸に分布しているので腸管系の病気（下痢症）を起こす。新型コロナウイルス（SARS-CoV-2）の感受性細胞は喉（気管支上皮細胞）や肺（肺胞上皮細胞）に分布しているので呼吸器系の病気を起こす。

●ウイルスレセプターには、糖鎖やたんぱく質などいろいろある

ヒトの細胞の表面にあるウイルスレセプターの主なものとして、ＨＩＶ（ヒト免疫不全ウイルス、いわゆるエイズウイルス）と結合するＣＤ４《シーディーフォー》や、インフルエンザウイルスと結合するシアル酸と呼ばれる特定の構造をもつ糖鎖があげられる。ＣＤ４とは、免疫の司令塔であるヘルパーＴリンパ球の目印となる分子で、本来の機能は、侵入してきた異物の情報伝達である。シアル酸とは、アシアロ糖鎖と呼ばれ、細胞間の認識や細胞の分化にかかわっている。

SARS-CoV-2のレセプターは、２００２年に出現したＳＡＲＳコロナウイルス（SARS-CoV）と同様に、アンジオテンシン変換酵素Ⅱ（ＡＣＥ２）というたんぱく質の分子である。この分子は、肺上皮細胞、腸、腎臓、血管などに発現している。この酵素は、アンジオテンシンⅠという物質をⅡに変換することで血圧調整にかかわっている。基本的には、年を重ねるほどに体内でこの酵素の発

現は高くなる。したがって、小児は発現が少ないので、実際、SARS–CoV–2にほとんど感染せず、感染しても重症化しにくい。逆に、高齢者はこのウイルスに感染して重症化することが多く、しかも糖尿病、高血圧症などの基礎疾患をもった人が重症化しやすいことが明らかになっている。これらの基礎疾患の治療薬による重症化との関連性については、議論が続いている。また、喫煙によってもこの分子の発現が多くなることが報告されている。

●ウイルスには、DNAウイルスとRNAウイルスがある

ウイルスには、遺伝情報をDNAという核酸に納めているもの（DNAウイルス）と、RNA（リボ核酸）という核酸に納めているもの（RNAウ

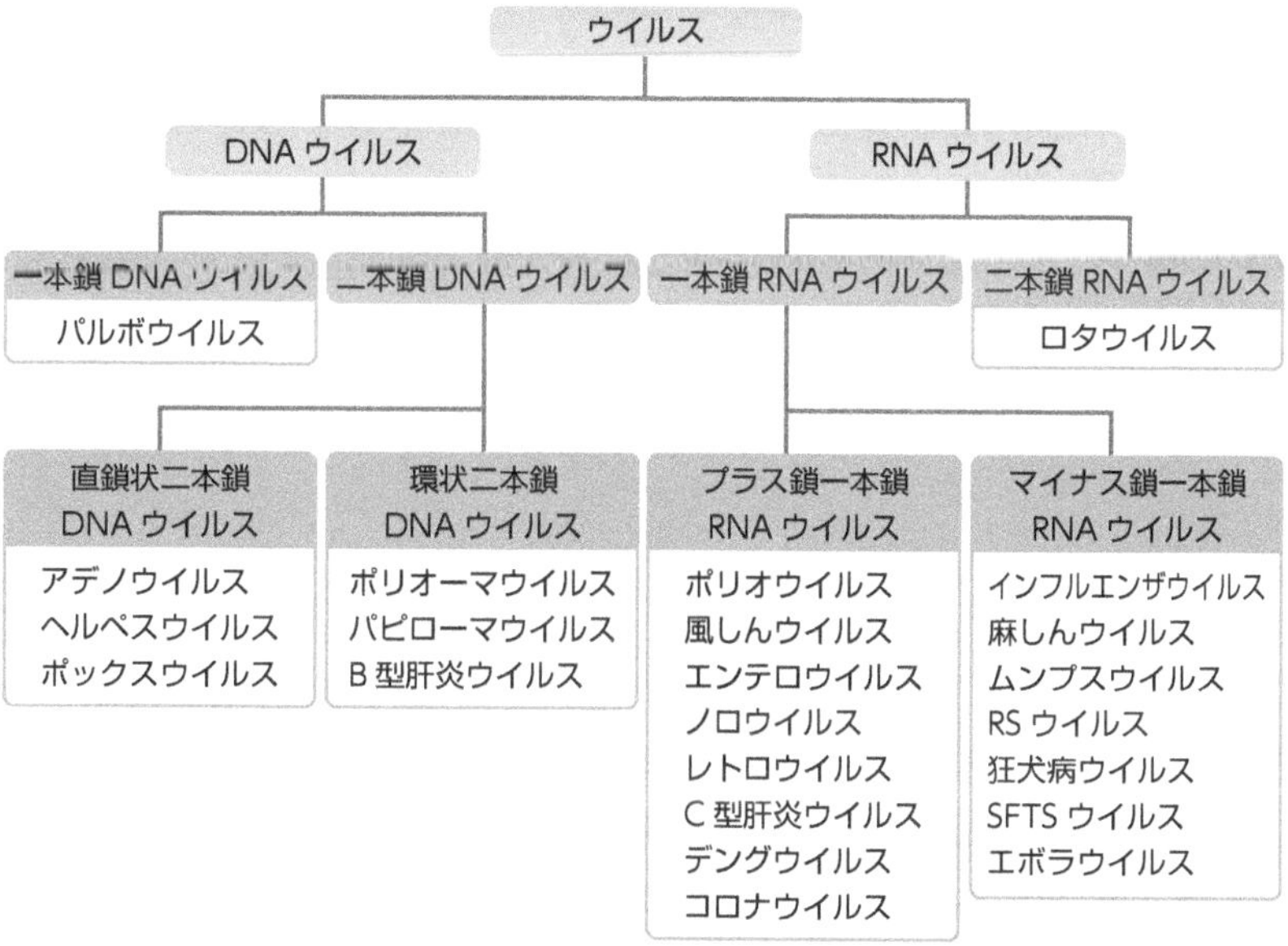

図7　ウイルスの分類

イルス）がある（図7）。このRNAに遺伝情報を納めている点は、他の生き物にはない特徴である。

近年、しばしば発生している新興感染症は、このRNAウイルスに多い。新興感染症とは、2019年末に出現した新型コロナウイルス感染症（COVID-19）のように、突如として、ヒトの社会に出現する感染症をいう。そのほとんどがもともと野生動物がもっていた病原体が、たまたまヒトに感染する機会があったために、このような新興感染症として発生したと、その都度大きな話題になっている。

●病原体は、飛沫感染・空気感染・エアロゾル・接触感染でうつる

感染症を起こす病原体が、次々とヒトにうつっていく感染経路には、主として次の4つがある(図8)。

（1）飛沫感染（インフルエンザウイルス、風邪のウイルス、*百日咳菌など）

（2）空気感染（麻しんウイルス、水ぼうそうウイルス、*結核菌）

*ここで、菌は細菌のことである。

（3）エアロゾル感染（†新型コロナウイルス）

†飛沫感染や接触感染もある。

（4）接触感染（ノロウイルスなど）

他に、血液媒介性感染、蚊・ダニ媒介性感染、動物からの感染がある。

（1）飛沫感染

飛沫とは、いわゆる咳やくしゃみをした際に飛び散る飛沫（しぶき）のことで、感染した人の咳

やくしゃみに病原体が含まれていて、咳などをした際に、周辺にいる人にうつす場合を飛沫感染という。この飛沫を介してうつす飛沫感染は、周囲1~2m程度の範囲にいる人への感染経路といわれている。呼吸器系の感染症が多い。

(2) 空気感染

飛沫に含まれる水分が蒸発し、病原体を含む飛沫核と呼ばれる小さな粒子状態になって空気中に漂いながら、遠くまで広がるのが空気感染(飛沫核感染ともいう)で、4~5m離れたところにいる人たちにも感染伝播が可能な経路である。いわゆる感染力(伝播力)が強い病原体といえる(図9)。

(3) エアロゾル感染

SARS-CoV-2は、「飛沫感染と空気感

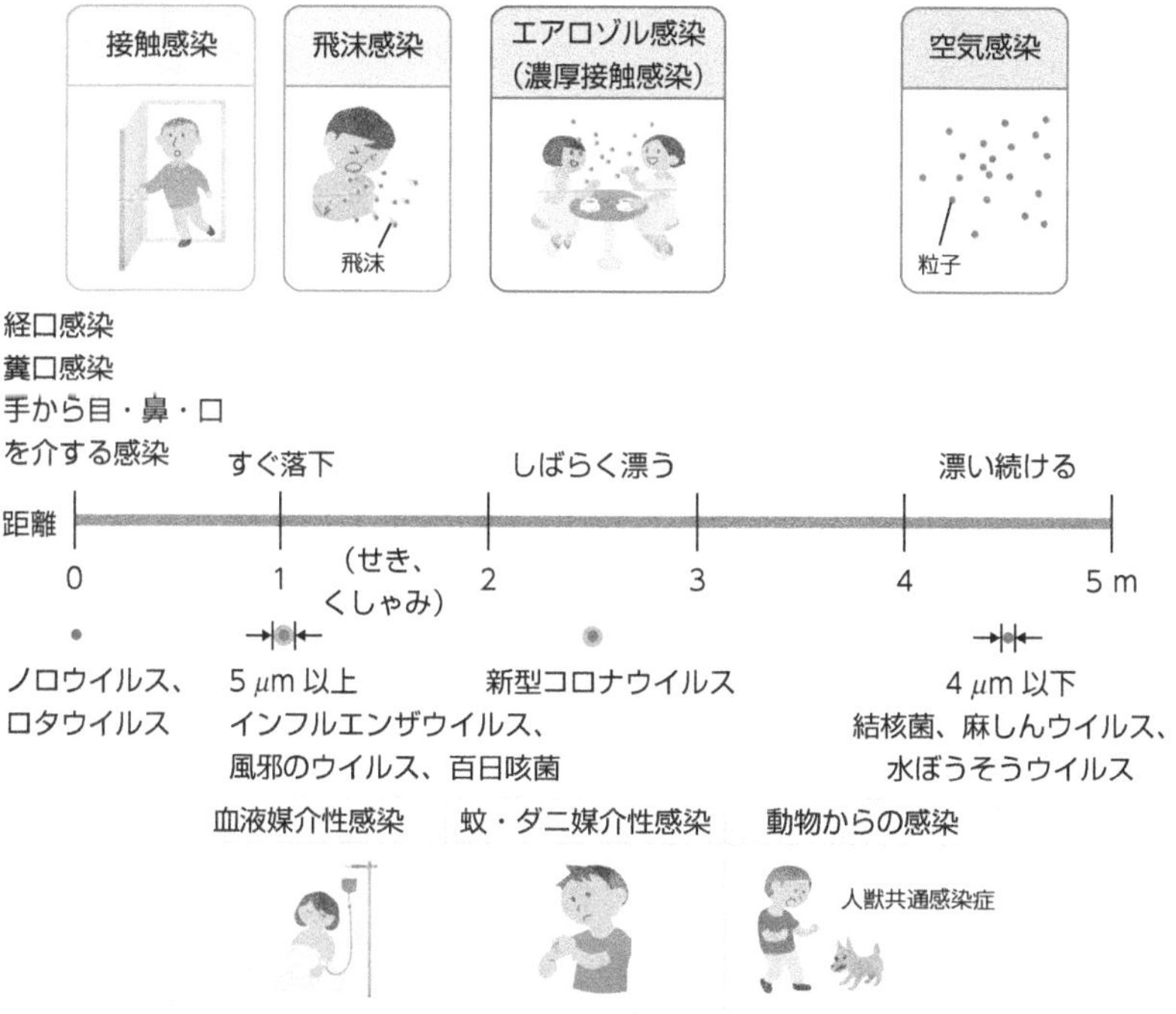

図8 感染経路

染の中間型とも考えられる「エアロゾル感染」が指摘され、流行拡大の原因と考えられている。エアロゾルとはミストのことで、飛沫よりは小さく、2～3m飛び散ると考えられる。マイクロ飛沫とも呼ばれる。

(4) 接触感染

接触感染といわれるものは、手などを介して感染伝播する経路のことで、特にノロウイルスなど、患者の便や吐《と》しゃ物、また見た目には見えないが、病原体が付着したドアノブなどを手で触れ、その手で自分の口など、粘膜を触って感染する場合などである。このような場合には、特に糞口《ふんこう》感染ともいわれている。薬剤耐性菌（第7章参照）のMRSAも患者への接触や病院内の用具などに触れることによる接触感染を起こす。

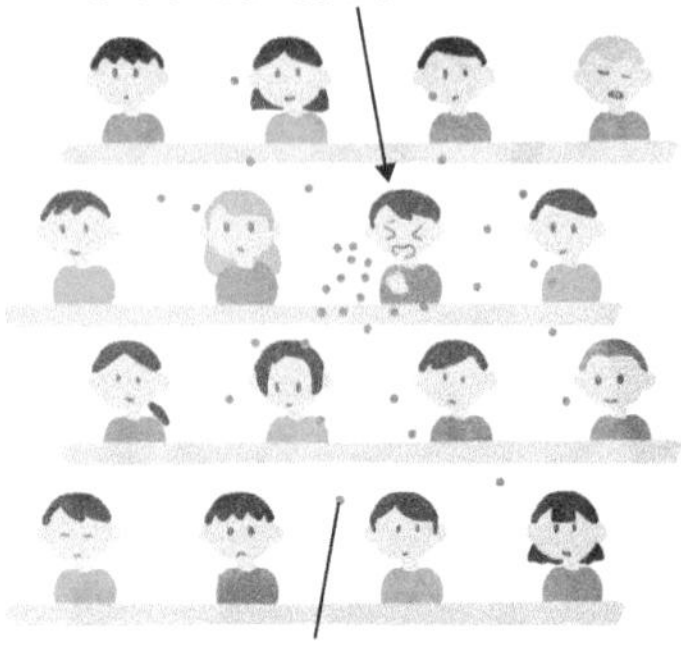

図9　教室内での空気感染のイメージ

●マスクと手洗いは感染防御に効果的、消毒はウイルスの構造にあわせて行う

飛沫感染の代表であるインフルエンザウイルスやエアロゾル感染のSARS-CoV-2でも、通勤中に車内のつり革や手すり、また施設や病院内のドアノブや椅子などに触れ、その手からの接触感染

も想定される。すなわち、手についていることを自覚しないまま、目、鼻、口などの粘膜に触れて感染してしまうことが、思いのほか多いと考えられ、マスク着用や手指の消毒が推奨されている。

２０１９〜２０２０年のインフルエンザ流行期は、例年になく患者報告数が少なく、ほぼ半分であった（図10）。さらに、２０２０年８月31日〜２０２１年２月７日の患者数（９５５人）は１年前の同時期の患者数（897,403人）の約１０００分の１にまで低下した。これは、新型コロナウイルスが流行したことで、皆がマスク着用と手洗いに励んだおかげではないかと考えられている。同時期、インフルエンザに限らず、細菌やウイルスの感染症患者報告数が軒並み少なくなっている。中には５分の１程度にまで減っている感染症もある（２０２０年７月現在）。

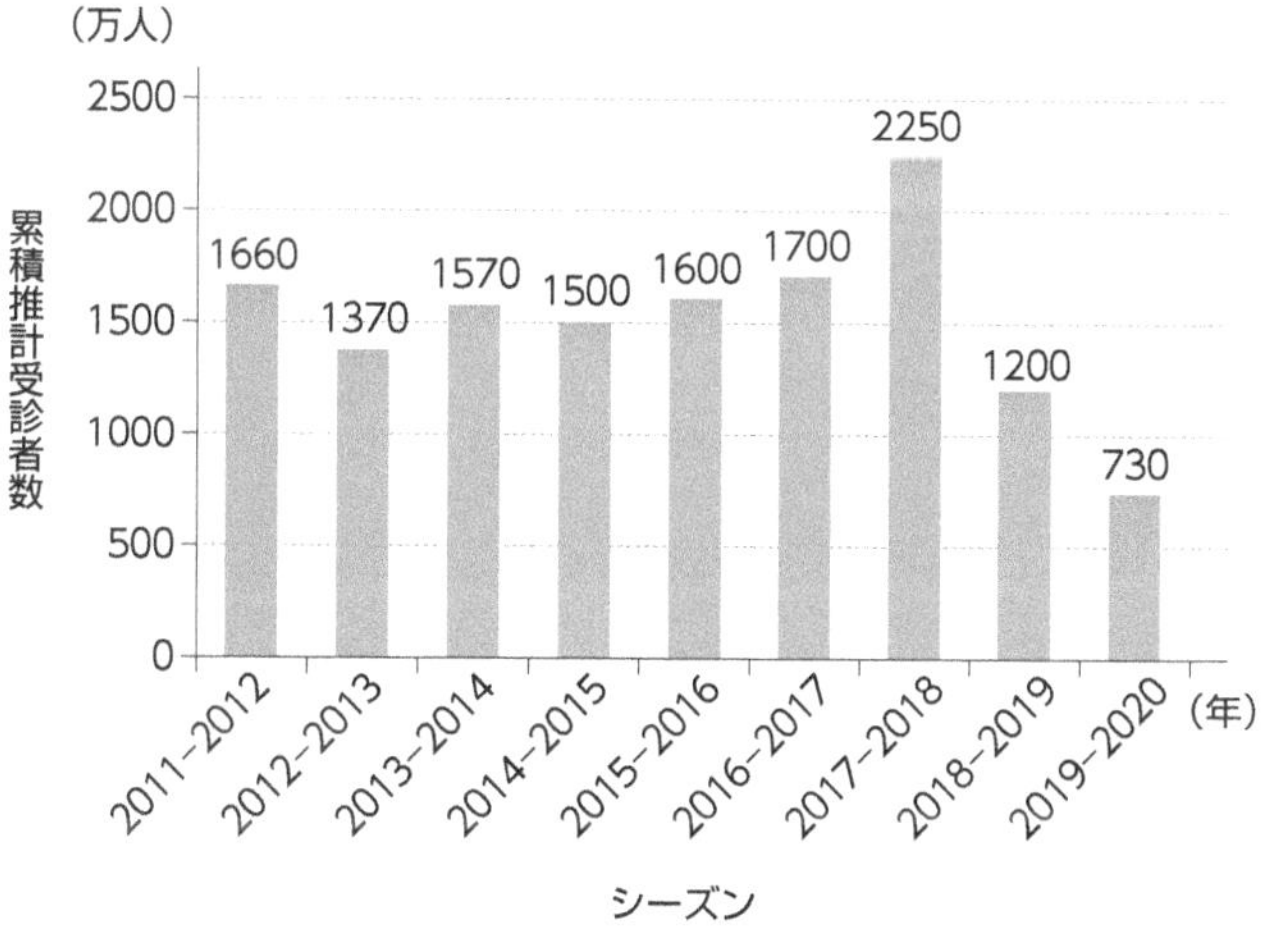

図10　インフルエンザ全患者推計値
[厚生労働省、インフルエンザに関する報道発表資料]

●マスク・手洗い・アルコール消毒・次亜塩素酸ナトリウム消毒の正しい方法

ここで、注意したいのはマスクの使い方と手洗いである。SARS–CoV–2の感染は、思った以上に重症化する。志村けんさんや岡江久美子さんなど、有名人が亡くなったことで、日々自覚して生活し、今では日本人のほぼ全員がマスクを着用している。しかし、時間が経つにつれ、危機感は薄れる。その効果を思い出すために、正しい運用方法を見ておこう。

(1) マスク着用は飛散防止と感染予防

激しく咳をしている人がマスクをするのは、咳とともに飛び散る飛沫に含まれているウイルスをマスクで止め、周辺の人にそのウイルスをうつさないようにする配慮のためである（図11）。

一方、周辺に感染した人がいると想定して、感染者からの飛沫を吸い込むことを避ける、すなわ

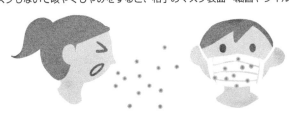

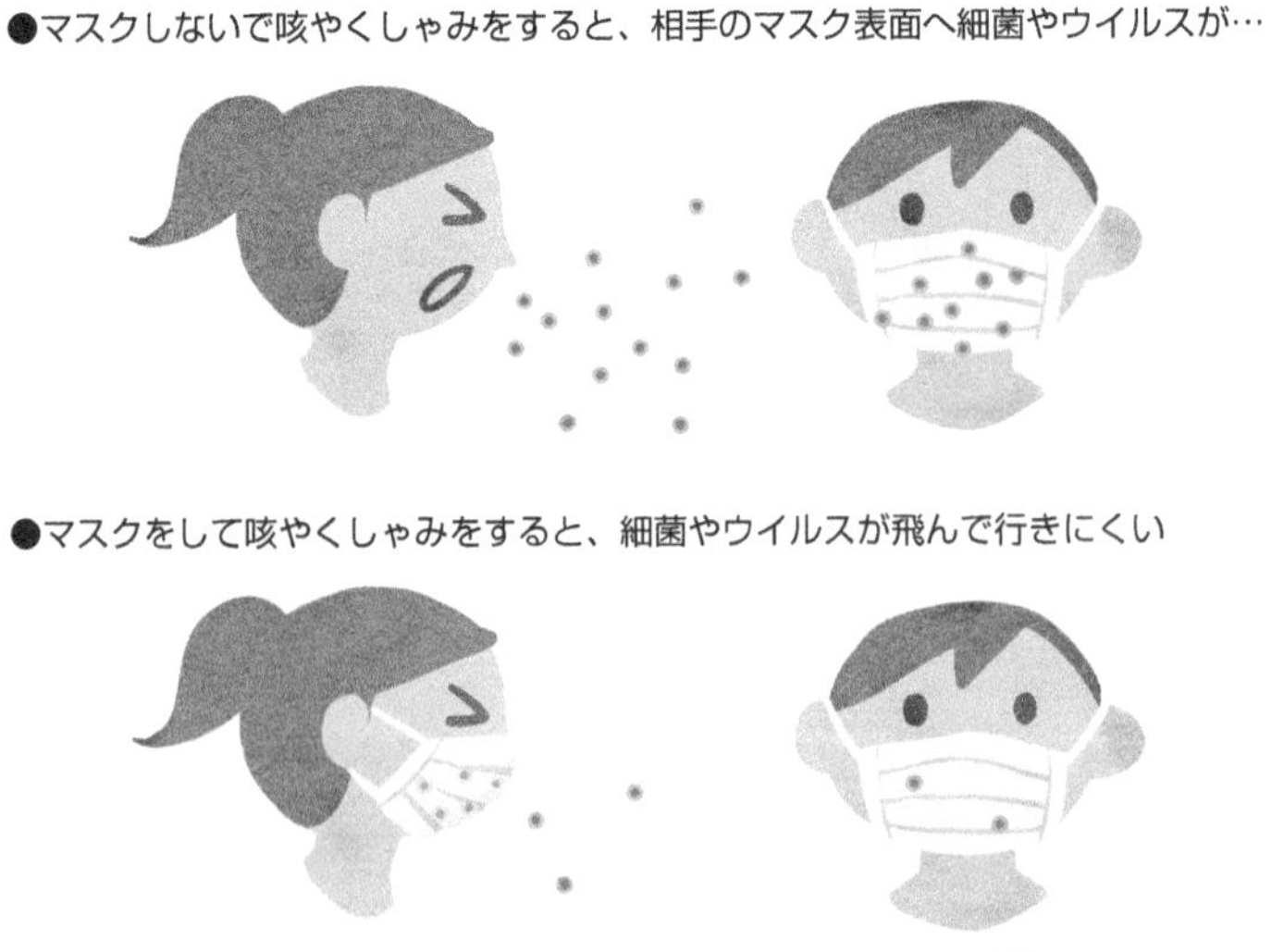

●マスクしないで咳やくしゃみをすると、相手のマスク表面へ細菌やウイルスが…

図 11　マスクへの細菌やウイルスの付着

ち感染の予防目的のためにもマスクをする。

前者のマスクは効果的であるが、後者のマスクの予防効果を疑問視する意見も多い。しかし、ウイルス粒子ひとつひとつは小さいので止めることは難しいが、飛沫のように大きいものは少なくともブロックできると考えられる。マスク着用の目的の一つである、ウイルスを含んでいると考えられる飛沫を止めることができる。

だが、皆さん、盛んにマスク外側の表面を触っている。ここで注意したい点は、マスクの外側表面を触った手で、目、鼻、口を触ってしまうと、なんのためにマスクをしているのかわからなくなることである(図11)。「一度マスクを着用したら、耳にかけている紐以外は触らない」と、常に意識することが重要である。

(2) 手洗い

手洗いについては、どこのポスターでも、テレビでも、ほとんど紋切り型の説明になっている。

流水で、石鹸を使いながら、指、指の先、特に爪の間、手のひらと甲、さらに手首まで、本当に丁寧な洗い方を指導している。まるで、ここまで洗わないと効果がないかのような印象を受ける。医療関係者や介護・福祉関係の方はこのような丁寧さは必要であろう。

しかし、一般の生活者としての手洗いの目的を考えてみてほしい。マスクの表面や電車のつり革を触ったその手で、顔を触り、ウイルスをこすりつけるのを防ぐために手洗いを小まめにしよう、ということであったはずである。ということは、自分は、手のどの辺りで顔を触っているのか、皆さんそれぞれに癖があると思うので、その部分を重点的に、しかも小まめに洗うことが効果的である。たしかに、手首などにもウイルスはついているかもしれないが、指の先と同じように、神経質に洗っても効果はほとんど変わらないだろう。

(3) アルコール消毒

新型コロナウイルスの発生以来、消毒法も気になる人が多くなっている。手の消毒法といえばアルコール消毒が最も一般的である。濃度60～90%(70%が最も高い効果)アルコールが使われる。今では、病院、レストランやスーパーマーケットだけでなく、人が出入りする場所には必ずといってよいほど消毒液が置かれている。

細菌はアルコールでほぼ殺菌可能である。ところが、実は、ウイルスの消毒には気をつける必要がある。ウイルスは、アルコール消毒が有効なもの(感受性)と有効でないもの(抵抗性)とに分かれる。動物と植物の細胞の構造で、細胞壁があるかないかという大きな違いを習ったことがあると思うが、ウイルスにもこのような構造の大きな違いがある。ウイルスの遺伝情報(核酸)を包み込んでいるカプシドと呼ばれる中心部の外側を、エンベロープと呼ばれる脂肪の層で包んでいるエンベロープウイルスには、アルコール消毒が有効である。エンベロープがアルコールで溶けるからである(図12)。

(4) 次亜塩素酸ナトリウム消毒

エンベロープをもたないノンエンベロープウイルスのノロウイルスやアデノウイルスにはアルコールは効き目がない。このアルコール抵抗性のノンエンベロープウイルスは、下痢症を引き起こすノロウイルスなど、腸管系に感染するものが多く(おそらく、腸まで届くウイルスであるためには、胃酸に抵抗できる構造が必要だからと思われる)、便や吐しゃ物などの消毒にはアルカリ性の「次亜塩素酸ナトリウム(NaClO)水溶液」を使う必要がある。これは市販の塩素系漂白剤を薄めて使うのが一般的である。似た名前で酸性の「次

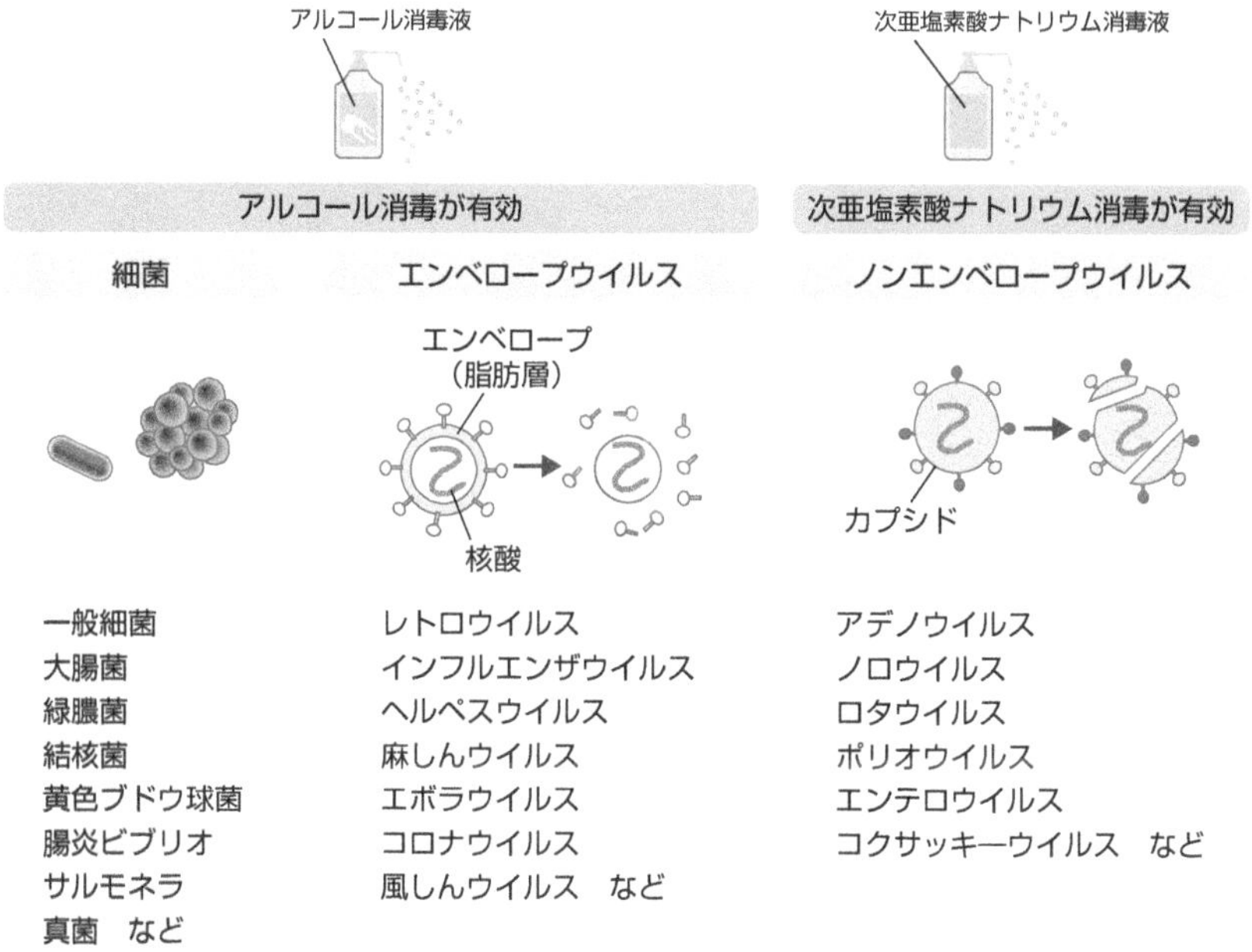

図 12　ウイルスの構造と消毒

亜塩素酸水」は別物であるが、どちらもドアノブやテーブルなど消毒したいモノに対する、SARS-CoV-2 の消毒には効果があるとされている。

第3章 予習● からだの強さと免疫のしくみを知る

直樹● 免疫の力が強いと
感染症にかかりにくくて、
重症化しないっていうのは
本当なのかな？

長女の夫（30歳）● お父さん、本当みたいですよ。
たとえかかっても、
通常は寝込むまでもいかないと、
研究者の友人がいってました。

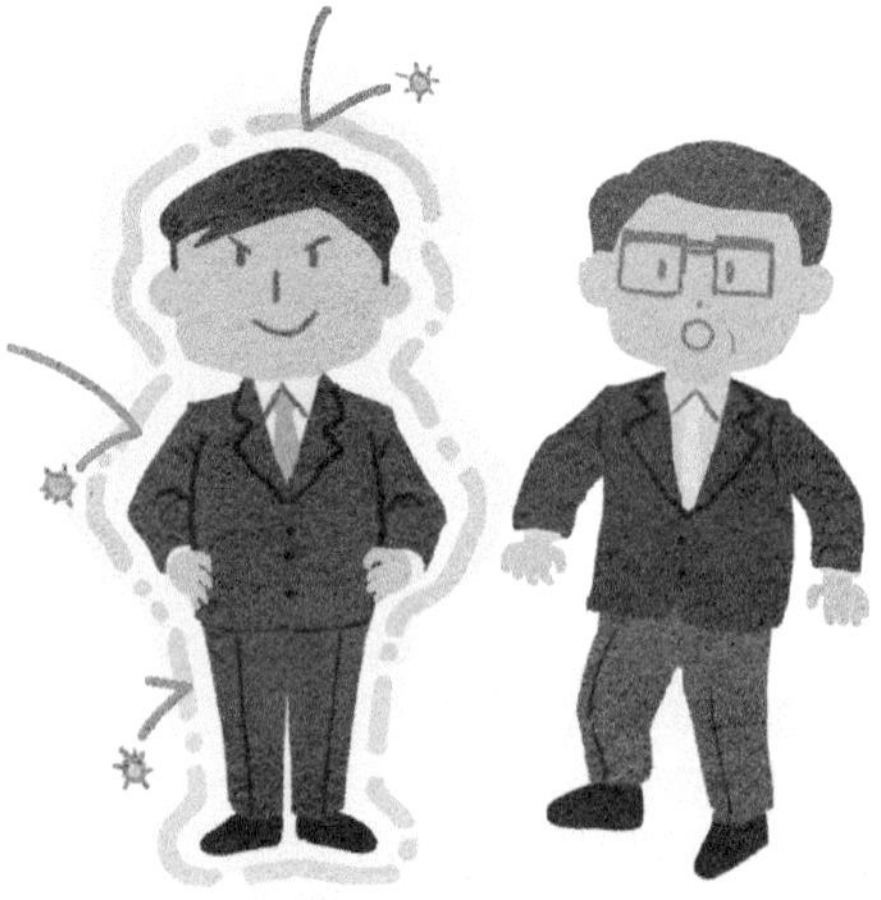

●ヒトのからだを防御するしくみ

ヒトのからだは、外界の異物から守るために物理的に皮膚や細胞表面にある多数の繊毛《せんもう》などが働いている。化学的には鼻水や胃液などで殺菌が行われている。このほかに免疫による防御がある。

免疫にかかわるからだの組織として、胸腺《きょうせん》や骨髄など免疫細胞が作られるところと、脾臓《ひぞう》やリンパ節など、免疫反応の場となるところがある(図13)。

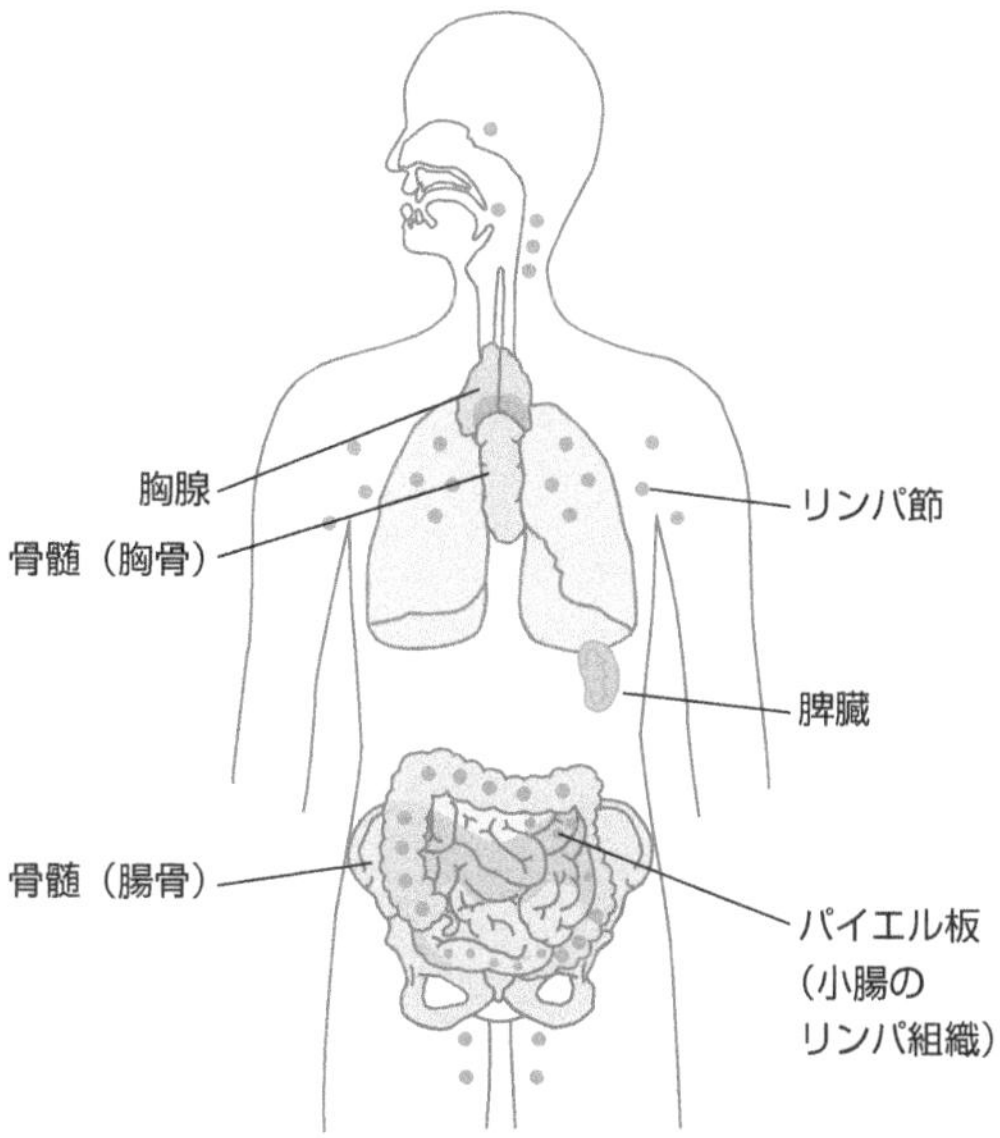

図13　免疫にかかわる組織

●ヒトの免疫には、「自然免疫」と「獲得免疫」がある

ヒトの免疫のしくみには、一般に大きく分けて二通りが備わっている。

ひとつは、感染症を起こす細菌やウイルスなどの異物がからだに侵入してくると、素早くこれをとらえて排除しようと動く「自然免疫」と呼ばれる初動型の免疫のしくみである。もうひとつは「獲得免疫」と呼ばれるもので、これまで免疫を「学習」するといってきた免疫のしくみである。「適応免疫」ともいう。

免疫には、Bリンパ球やTリンパ球のほかにも好中球やマクロファージといったいくつかの細胞が関与しており、骨の中に存在している「骨髄」で作られる。免疫細胞の元は造血幹細胞というひとつの未熟な細胞で、それがさまざまな細胞に分化し、それぞれ働きが違った免疫細胞に成熟していく（図14）。この成熟には、好中球などの白血球が作るサイトカインという、生理活性物質であるたんぱく質が関与している。

獲得免疫のしくみによって、ひとつひとつ異物を学習して対応できる免疫の抗体のレパートリーを広げていくことで、長い人生を健康に過ごしていくことができる。しかし、異物として初めて病原体を記憶してから反応できるまでに数日以上の

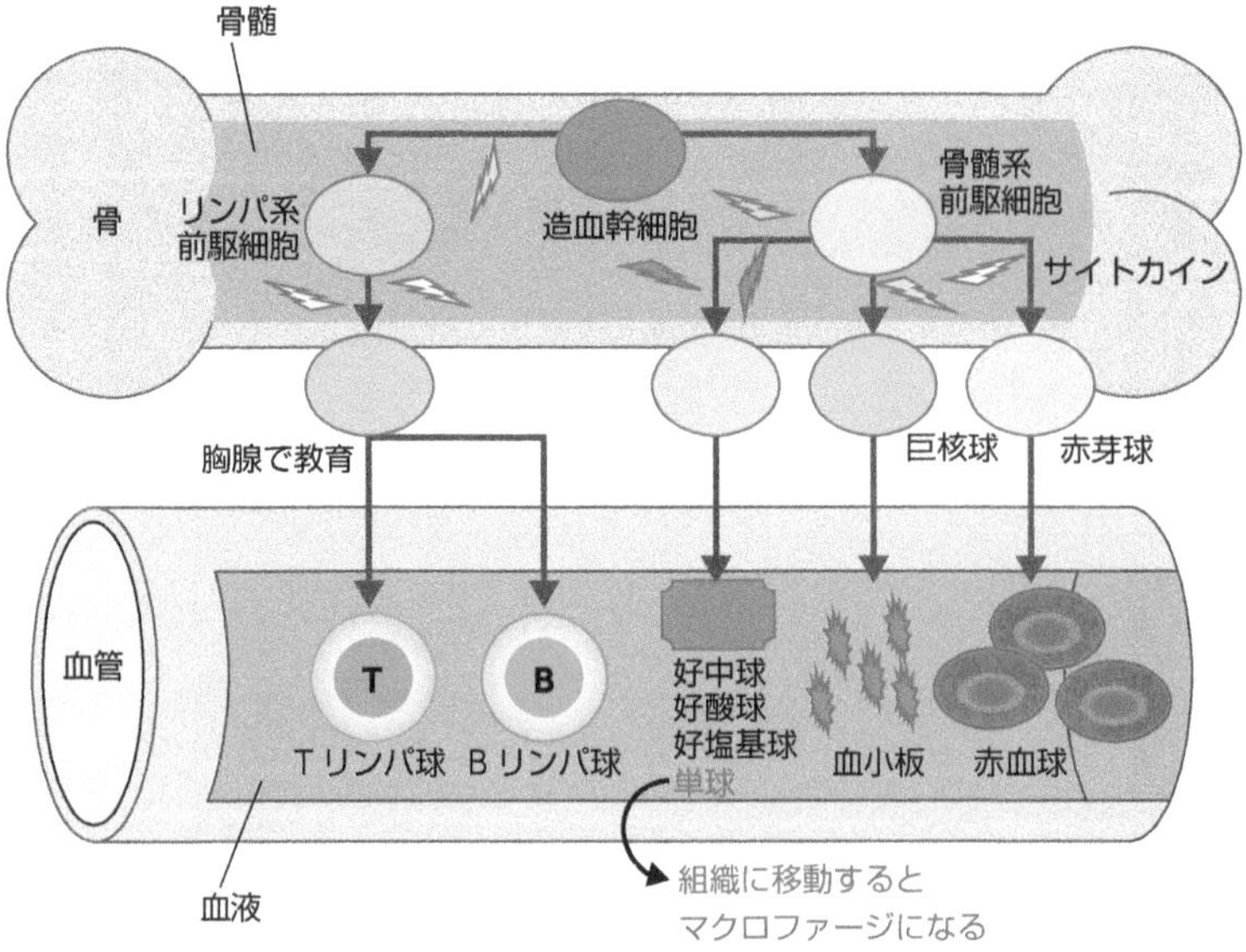

図14　免疫細胞

時間がかかる（一次応答）。2回目以降の侵入では速やかに対応（二次応答）できるが、やはり1回目は難しい。そのため数分から数時間で反応する、自然免疫のしくみがあることで、とりあえずどのような病原体でも迅速に同じような対応を行い、排除することができる。ただ異物を記憶することはできない。

●獲得免疫には、「液性免疫」と「細胞性免疫」がある

獲得免疫は複雑なしくみで、日々新しい研究成果が発表され、多くの日本人研究者が貢献している分野である。獲得免疫は、Bリンパ球がかかわる「液性免疫」と、Tリンパ球がかかわる「細胞性免疫」に分けられる。Bリンパ球（B細胞ともいう）のBは骨髄（bone marrow）で作られることから、Tリンパ球（T細胞ともいう）のTは骨髄で作られた未熟なリンパ球が胸腺（thymus）で成熟し、血液やからだの組織に移行することから名前に使われている。

液性免疫を担うBリンパ球は、抗体を作る。抗体は、血液中にあり、全身を駆け巡って、感染源となる細菌やウイルス（これらを抗原という）などをそれ以上増やさない、また排

MEMO：免疫

- 自然免疫：異物を食細胞が貪食《どんしょく》
- 獲得免疫
  - 液性免疫：Bリンパ球による抗体が活躍
  - 細胞性免疫：Tリンパ球
    - キラーTリンパ球
    - ヘルパーTリンパ球
    - 制御性Tリンパ球*

＊107頁参照

除するために活躍する。

細胞性免疫を担うTリンパ球にはキラーTリンパ球、ヘルパーTリンパ球、制御性Tリンパ球がある。キラーTリンパ球は、ウイルスそのものではなく、ウイルスを増産している感染細胞を認識し、細胞ごと一掃してしまう力をもっている。さらに、ヘルパーTリンパ球は、キラーTリンパ球や、抗体を産生するBリンパ球をコントロールする、司令塔の役割で活躍する。

●Bリンパ球の抗体は、他の人に有効で血清療法となる

Bリンパ球が作り出す抗体は、他人が作り出したものでも、別の人へ投与すると、有効に病原体の排除に働いてくれる。実際、あるウイルスに感染した人の回復期の血液には、感染を防ぐ抗体が存在するので、血液から取りだした抗体を治療薬として投与している。これを血清療法という。エボラ出血熱患者や、SARS–CoV–2患者に対して試みたところ血清療法が有効であったと報告されている。

一方の細胞性免疫は、キラーTリンパ球がウイルスに感染した細胞を自己のものであることを確認した上で、攻撃を加えているので、基本的には自分以外の患者の中で育ったキラーTリンパ球を移植しても、逆に排除されてしまい攻撃してくれない。

◆感染症講座◆免疫の力のひとつ、抗体

ヒトの免疫は、大きく2種類の細胞が担当している。Bリンパ球とTリンパ球である（図15)。「抗体」は、Bリンパ球が作っている。Bリンパ球は、自身のからだに入ってきた侵入者（細菌やウイルスなどの異物）がどのような形をしたものかを調べ、その形にきっちりとはまる形をした抗体を作る。免疫細胞が異物と認識するウイルスなどを構成するたんぱく質を抗原と呼び、このたんぱく質上で、抗体が認識する場所を抗原決定基（エピトープ）と呼ぶ。

抗体にはいくつかの種類があるが、ヒトの細胞が細菌やウイルスに感染すると、いち早く（数日で）作られ始めるのがイムノグロブリンM（IgM）抗体で、その後にイムノグロブリンG（IgG）抗体が作られ始める。ウイルスが細胞に感染するのをブロックする抗体（中和抗体という）が感染防御には重要であり、IgGの一部がその役割を担っている。喉に入ってくるインフルエンザウイルスや腸に侵入してくるノロウイルスなど、それぞれのウイルスが感染する場所の、粘膜での感染防御に活躍するのがイムノグロブリンA（IgA）である。これらの抗体のほかには、アレルギーに関与しているイムノグロブリンE（IgE)、役割がいまだ不明なイムノグロブリンD（IgD）の存在も知られている。

これら抗体はいずれもY字形をしたたんぱく質で、その先端がいろいろな構造をとることができ、ここで異物をとらえる。IgGの構造（IgEやIgDも同様の構造）が基本で、これが5個集まった構造（五量体）になっているのがIgM、2個集まった構造（二量体）になっているのがIgAである。

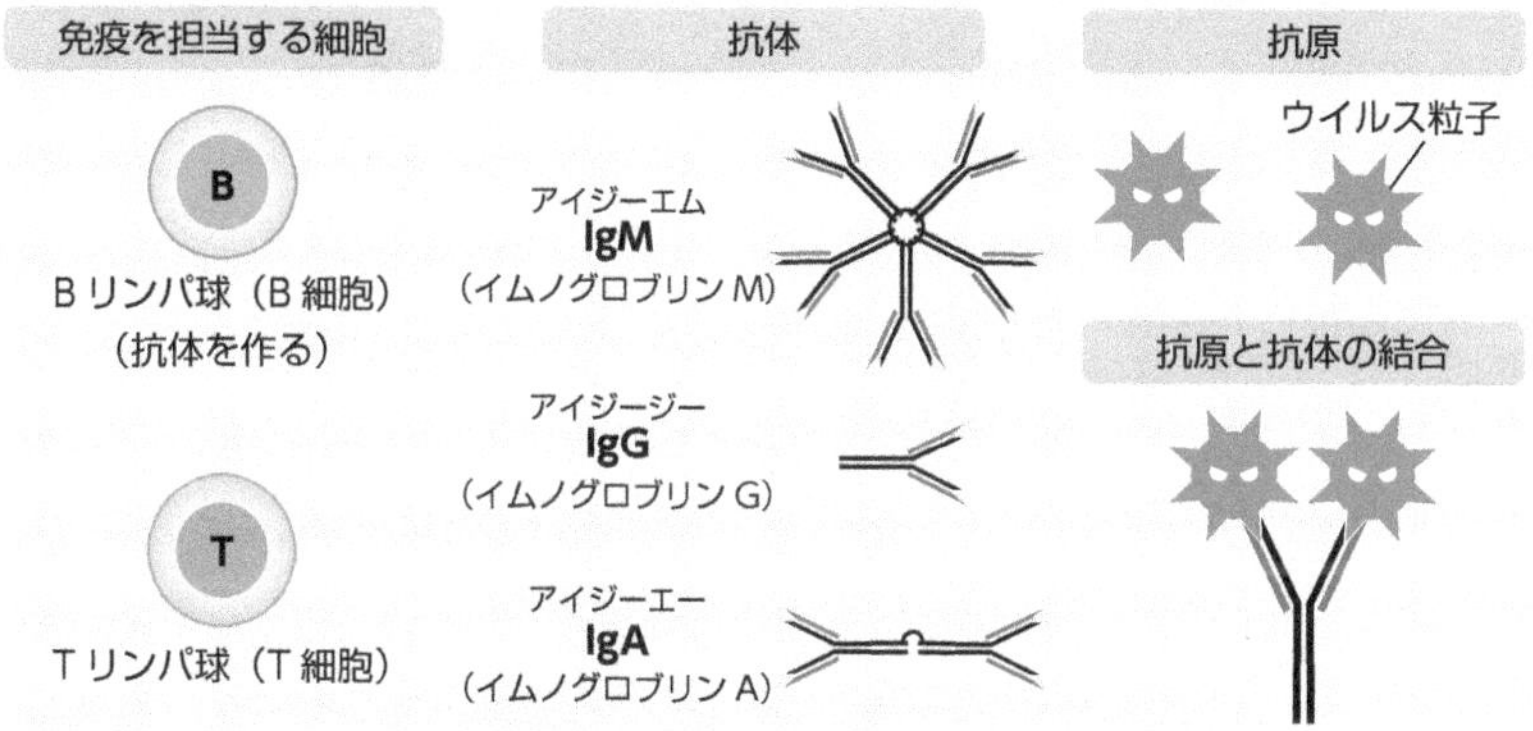

図15　免疫に登場する細胞と抗体、抗原

●液性免疫は、Bリンパ球が作る抗体の働き

液性免疫は、Bリンパ球が異物の特徴的な形（エピトープ）をとらえて、これを特異的に認識する抗体を作る。この抗体の代表的なタイプであるイムノグロブリンG（IgG）は、細菌ではオプソニン、ウイルスには中和といった効果を発揮する。

細菌に結合したIgGは、さらにIgGの一部を使って、食細胞と呼ばれるマクロファージと結合し、細菌を食細胞に食べさせる仲介役（オプソニン効果と呼ぶ）を演じる（図16）。

ウイルスに対しては、宿主細胞の表面のウイルスレセプターに、ウイルスが結合して感染しようとするときに、このIgGが先にウイルス粒子の表面に結合することで、そのレセプターへのウイルスの結合を阻止することができる（図16）。ウイルスが宿主細胞に結合できないということは、

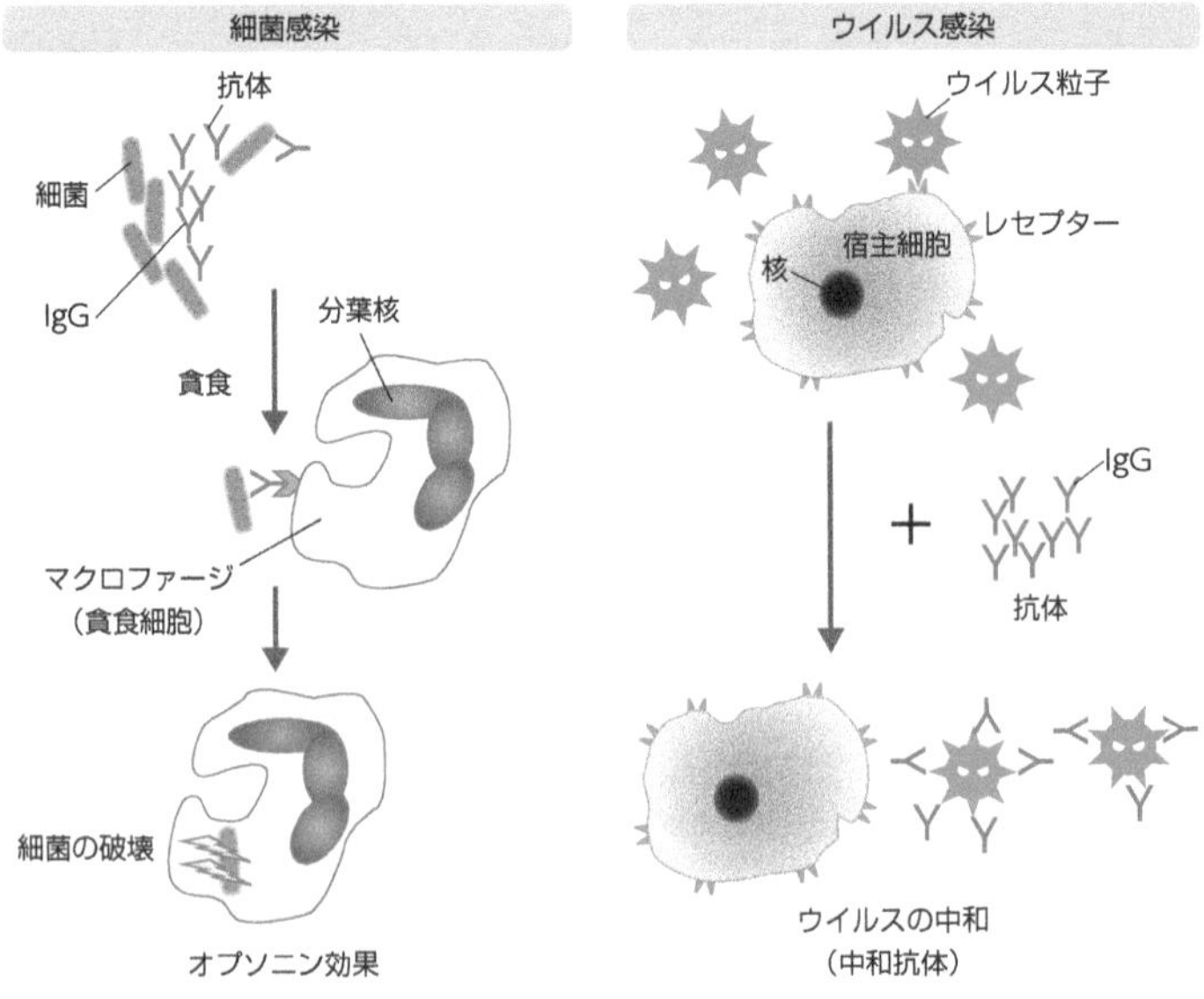

図16　IgG抗体の働き

◆感染症講座◆エピトープ

リンパ球は、侵入してきた異物はどのようなものなのか、ということを把握するため特徴的な形をした構造（このような場所を抗原決定基またはエピトープと呼ぶ）を正確に認識し、これを攻撃した後は、一部の免疫細胞にその異物はどのようなものであったかを記憶させ、からだに長い間保存している（免疫記憶と呼ばれている）。そして、再び同じ異物が侵入してくると、今度は、この記憶させていたリンパ球を刺激（ブースト刺激と呼ぶ）し、いち早くその記憶をもつコピーリンパ球を大量に生産し、直ちに攻撃を仕掛けることが可能となる（図17）。異物として認識されるウイルス粒子の表面を覆っている表面たんぱく質上には、何種類もの特徴的な形をしたエピトープがあちこちに存在する。免疫細胞はそのようなそれぞれのエピトープの違いを正確に認識し、標的とした一部のエピトープ（宿主細胞のレセプターへの結合領域など）を認識できた免疫細胞が中心となってウイルス排除に貢献する。このようなレセプター領域をエピトープとして認識したBリンパ球から作られた抗体は感染を防御できることから、中和抗体と呼ばれる。ただ、抗体の中にはきっちりとウイルスを異物として認識はできるのであるが、ウイルスを排除できない抗体も多く作られる（図18）。

免疫細胞には自身のからだに存在しないウイルスや細菌のエピトープに対して、ほぼ無限大に近い数であるにもかかわらず、それぞれの違いを正確に認識できる対応能力が備わっているといわれている。

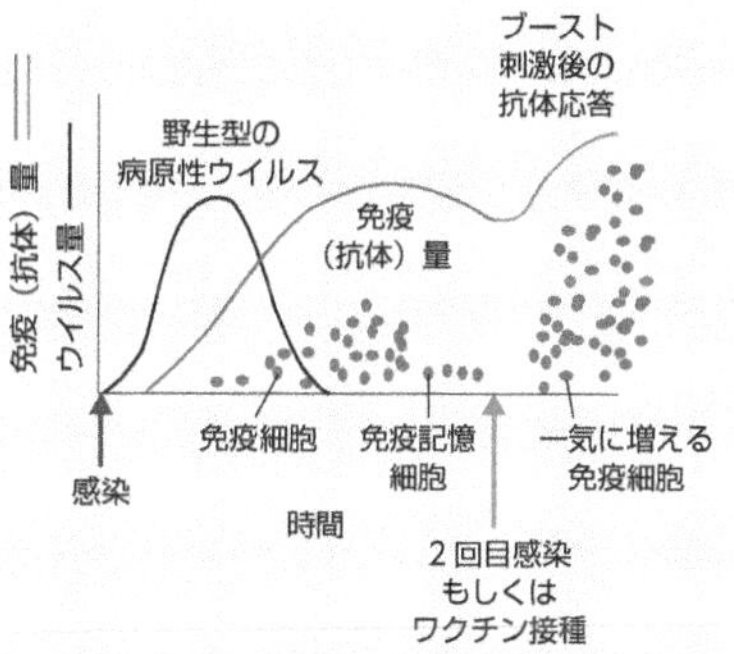

図17　自然感染したときの免疫細胞の増え方

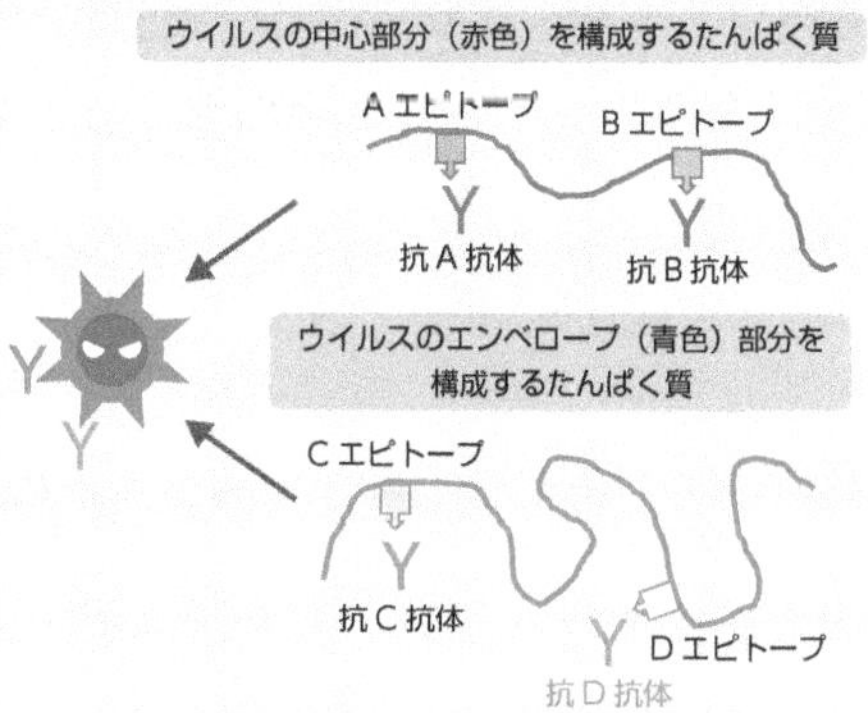

図18　ウイルスのたんぱく質上のエピトープ
エピトープとは、抗原の特定の構造単位。アミノ酸や単糖の配列からなる。
抗D抗体のみが宿主細胞のレセプターに結合する部分に結合し、中和活性を示す機能性抗体となる。

つまり、感染を防御したということになる。ＩｇＧは血液中に溶けた状態で存在していることから、液性免疫と呼ばれる。

●細胞性免疫は、Ｔリンパ球が受ける抗原提示によって異物（病原体）を認識

細胞性免疫では、ヘルパーＴリンパ球と、キラーＴリンパ球が関与する。自然免疫として働く、自身の細胞である樹状細胞やマクロファージなどの食細胞が、そのウイルスなどの異物を貪食《どんしょく》（食べること）し、その異物の断片（免疫学的な情報、すなわち異物としての特徴的な目印）を「抗原」としてヘルパーＴリンパ球に教えることで病原体を認識できるようになる（図19）。この過程を「抗原提示」という。抗原とは、ヒトのからだで免疫

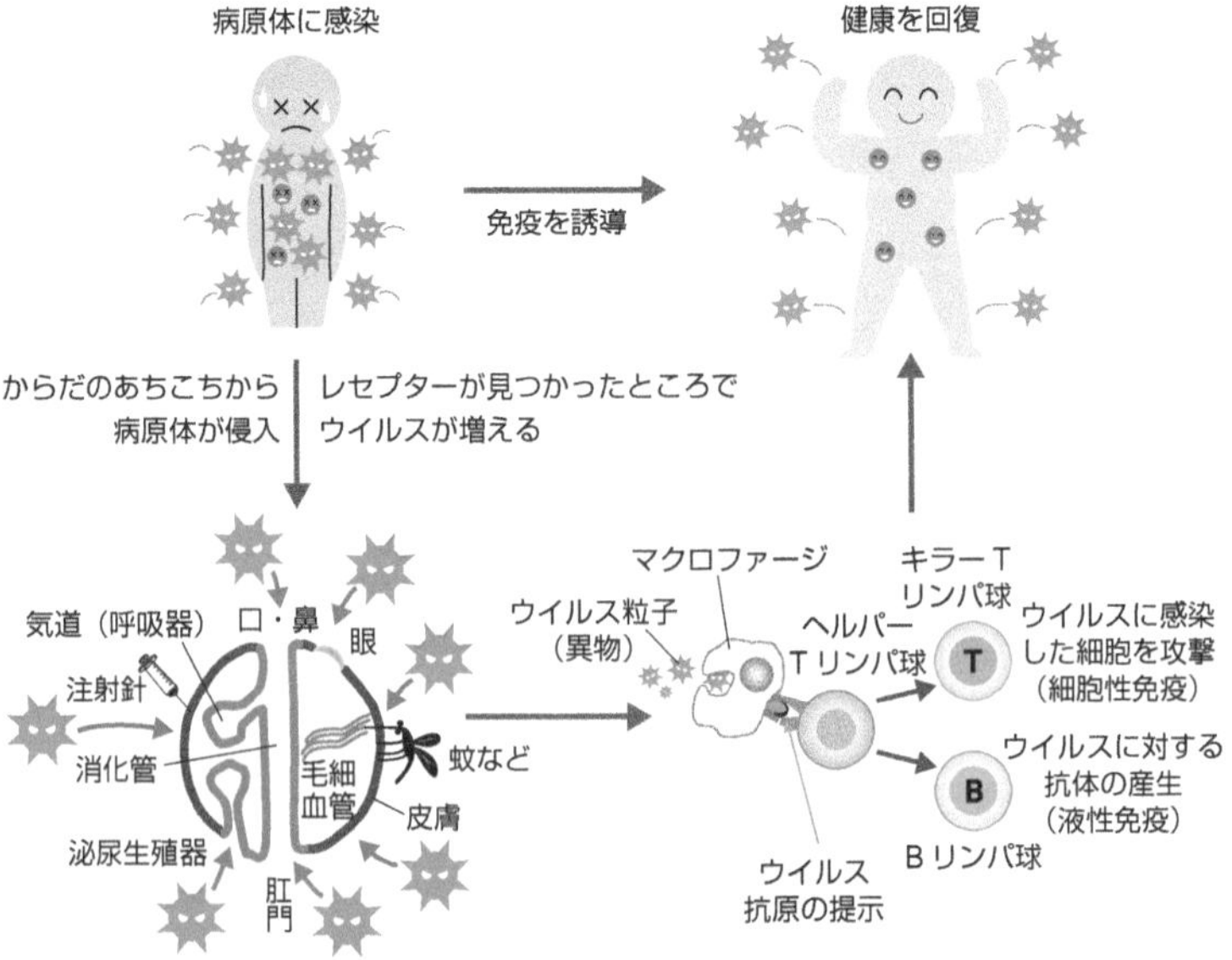

図19　病原体に対する免疫の誘導

反応を引き起こす物質のことをいい、細菌やウイルスなどの病原体や花粉、卵など、いろいろな物質が抗原となり得る。

抗原提示を受けたヘルパーTリンパ球は、提示された抗原を認識できるキラーTリンパ球の増殖を促進する働きをする。増殖したキラーTリンパ球は、標的ウイルス感染細胞を直接攻撃して感染細胞ごとウイルスを破壊する。また、抗原提示を受けたヘルパーTリンパ球は、提示された抗原に対する抗体を産生できるBリンパ球の増殖を促進する働きもする（図19）。

●ライフステージと免疫の力――免疫生活

感染症に対する日本の特殊性としてクリーンさについて本書の冒頭で述べたが、ヒトのライフステージから感染症を見ていくと、免疫の力はとても動物的であることがわかる。

（1）胎児と赤ちゃんの免疫生活

生まれたばかりの赤ちゃんは免疫の力が発達しておらず、からだの抵抗力が大変弱い状態といえる。いきなり外界へ放り出され、さまざまな細菌やウイルスに感染する機会がいっぱいである。細菌やウイルスに対する免疫を獲得するチャンス！と思われるかもしれないが、赤ちゃん時代はまだ自ら学習するだけの力が備わっていない。

基本的に、赤ちゃんは生まれる前（胎児期）に、へその緒を通してお母さんがもっている免疫（抗体）をもらっていて、なんとか新生児期（出生後28日未満）の健康を維持している。この抗体

（ＩｇＧ）は、生まれて6か月ぐらいまで赤ちゃんの健康を守るために働いてくれる。また、母乳の中にも、同じような抗体（ＩｇＡ）が含まれていて、乳児期の赤ちゃんを感染症から守るのに役立っている。しかし、もらった抗体という免疫だけでは、自分のからだを守るには限界がある（図20）。

（2）幼児期から小学生時代の免疫生活

胎児のときにお母さんから受け継いだ抗体や、出生後母乳で守られていた乳児期以降は、自身が細菌やウイルスに感染することにより、その異物がどのような形をしたものかについて、自力で、ひとつひとつ学習していく。この学習には、ワクチンが開発されていれば、ワクチンの接種という選択肢が安全で有効であるが、ワクチンがまだ開発されていない感染症は、日常の生活の中で、野生型の細菌やウイルスに感染することにより、そ

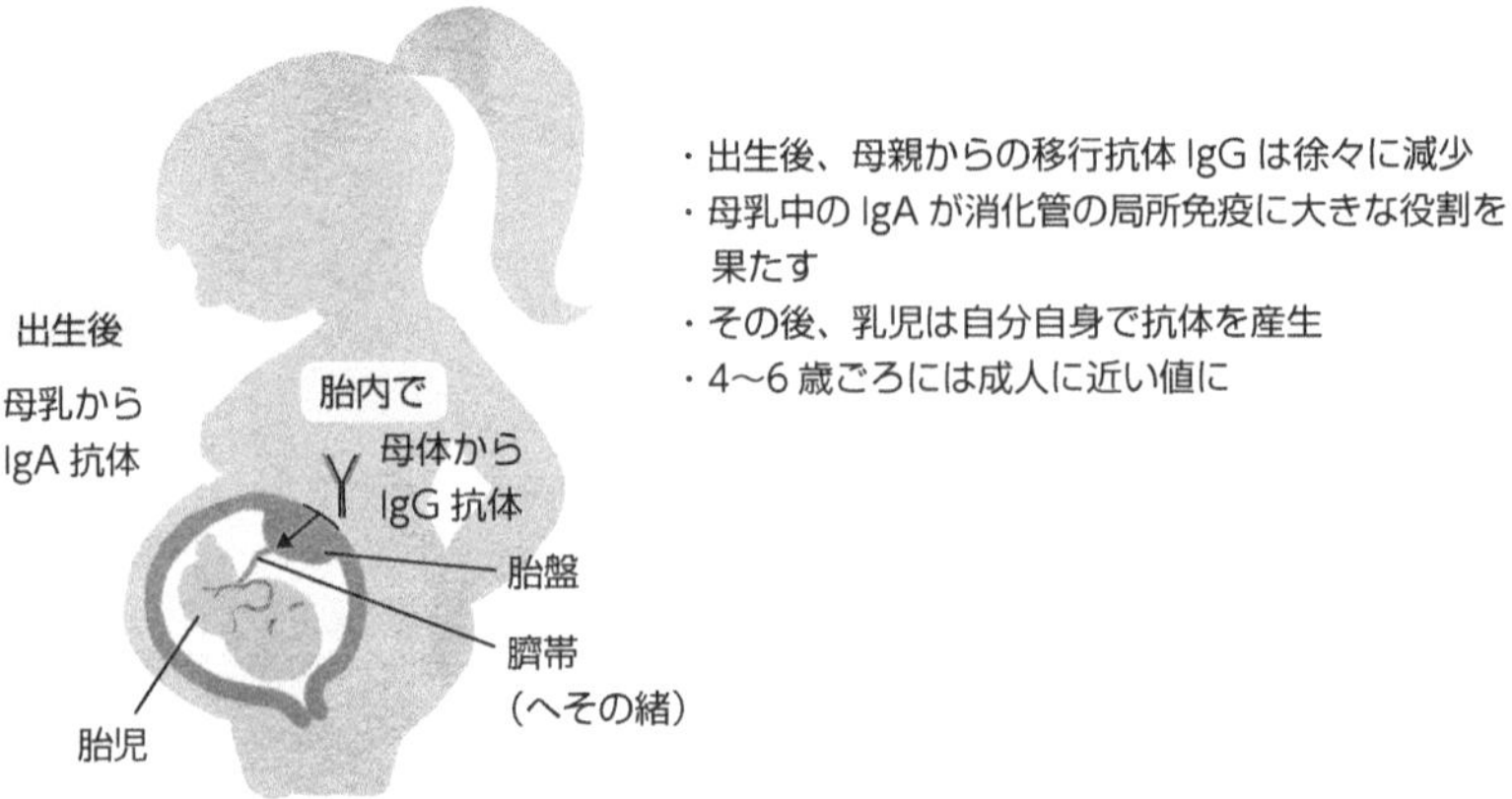
・出生後、母親からの移行抗体 IgG は徐々に減少
・母乳中の IgA が消化管の局所免疫に大きな役割を果たす
・その後、乳児は自分自身で抗体を産生
・4～6 歳ごろには成人に近い値に
出生後
母乳から
IgA 抗体
胎内で
母体から
IgG 抗体
胎盤
臍帯
（へその緒）
胎児

図 20　胎児期と乳児期の母体からの抗体

れぞれに対する免疫を学習することになる。

多くの子どもが幼児期（満1歳から小学校就学まで）には保育園や幼稚園での集団生活を経験する。そして小学校に入ると、行動範囲がぐっと広がるので、これまでとは異なる社会で過ごす時間が増え、それまで全く遭遇したことがなかった病原体に接する機会も増え、そのたびに、程度の差はあってもいろいろな病気にかかりながら、免疫を獲得していくことになる。

（3）思春期・青年期から成人期の免疫生活

青年から成人になると、これまでの子ども時代にさらされてきた細菌やウイルスに対しての免疫が獲得され、また、接種してきたワクチンにより免疫を学習してきたので、免疫の力が強くなり、からだの抵抗力も強くなってくる。

社会人になると、生活の場として職場ができる。それまでは同年代の学校での集団生活なので、周囲の免疫の力にもそれほど大きな違いがなく、生活する地域も限られていて、めずらしい病原体に遭遇する機会はほとんどなかった。しかし、職場となると、幅広い年齢層の人たちが一緒に働くし、国内の出張や出入りの業者の人など多岐にわたってくる。そうすると、遭遇する病原体の幅が飛躍的に広がる。途上国への海外出張となると、感染症を取り巻く環境が日本とは全く異なるところに身を置くことになる。国や地域により、まん延している感染症の種類が異なっていることが多いので、外務省ホームページなどで事前に確認し、ワクチン接種をしてから出張しよう。また、帰国後に発症することで輸入感染症となり、広めてしまうこともあるので注意が必要になる。

（4）高齢期の免疫生活

高齢者と呼ばれる年齢になると、免疫にかかわっている細胞の力が低下し、もはやからだから

年を重ねることでいろいろな病原体からの攻撃に対して防御として働く免疫の力を免疫記憶として残していくため、防御できる細菌やウイルスのレパートリーも増えていく。

ただ、免疫の力が徐々に弱ってしまうことがあるので、「ワクチンを接種していたのに、感染してしまった」ということもある。時々は同じ細菌やウイルスに再び遭遇させて、この免疫細胞を刺激（ブースト）してやらなければならない。

もし接種したワクチンと同じ感染症が、住んでいる社会で時々流行した場合には、再度ワクチンを接種したのと同じ役目をしてくれることになる。つまり、ワクチン接種後に長い時間が経って、低下していた免疫の力が、この流行で再び刺激され、高いレベルにまで引き上げられるのである。しかし、今の日本のようなクリーンな社会で、なかなか感染症の流行に遭遇する機会が得られない環境になってしまうと、何年かごとにワクチンを接種するなど、自らの努力により免疫の力を十分な状態に維持することが必要となってくる。

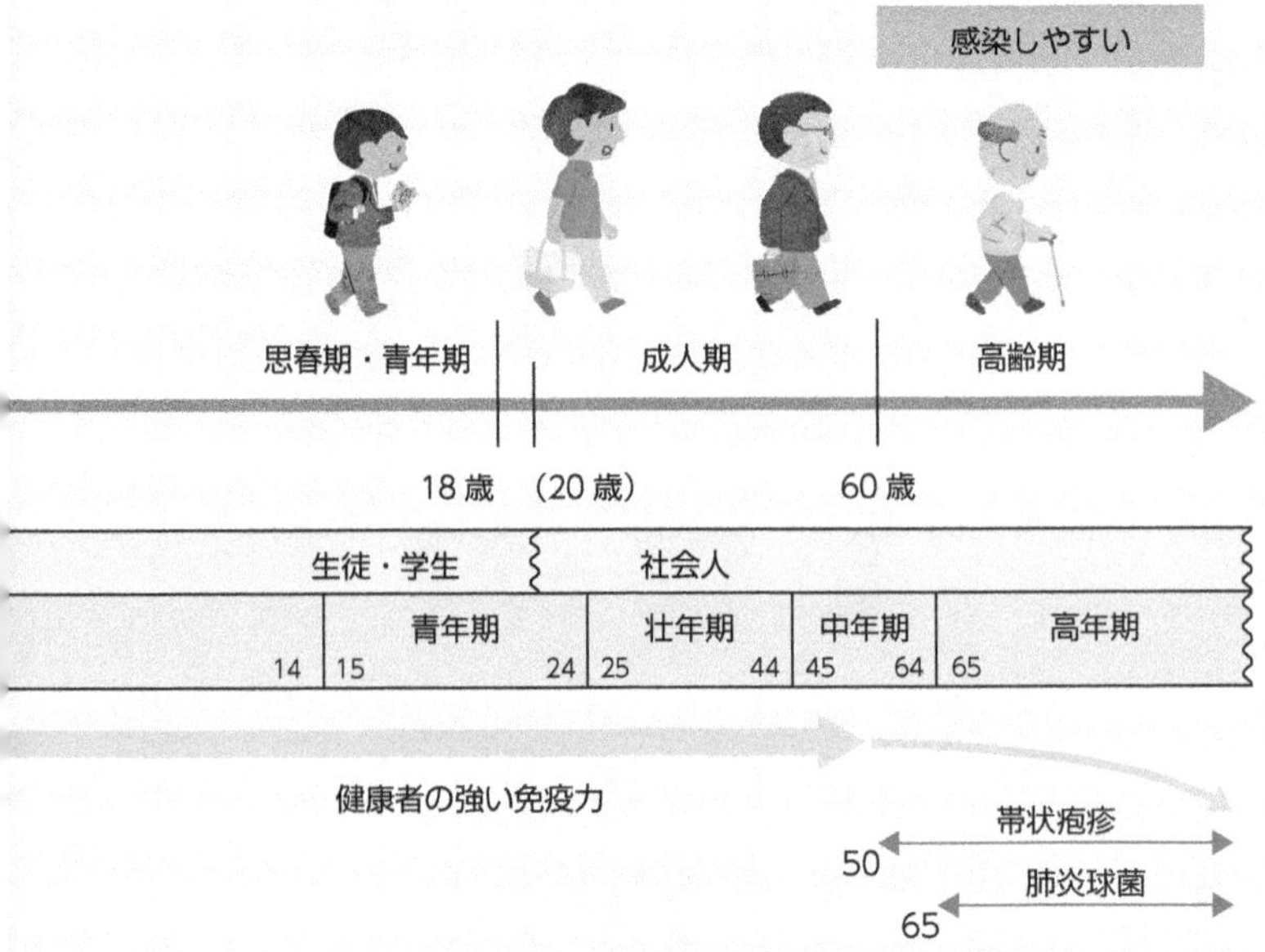

◆感染症講座◆ワクチンデビュー

赤ちゃんは生後6か月くらいでお母さんからの免疫がなくなるので、自らの免疫を育てなければならない。その教育（学習）のために、生後2か月ごろからワクチン接種が設定されており、ワクチンデビューの時期といわれている（図21）。

その後は、順次、成長とともに、自然界に存在する細菌やウイルスによる攻撃を受けて、おなかをこわしたり、熱が出て咳をしたりしながら、その恩恵として、二度と同じ感染症にはかからないための免疫を獲得していくことになる。ただ、病原体によってその免疫の状態はさまざまで、麻しんのように1回感染すると終生有効な免疫（ワクチンでは2回の接種が必要）が成立するといわれるものから、インフルエンザのように、ウイルスが変異を繰り返すので、免疫が効かず毎年かかってしまうものまである。したがって、インフルエンザは、ワクチンの効果は1シーズンといわれており、毎年接種しないと、前年に接種したワクチンでは翌年には効果がほぼ期待できないといわれている。

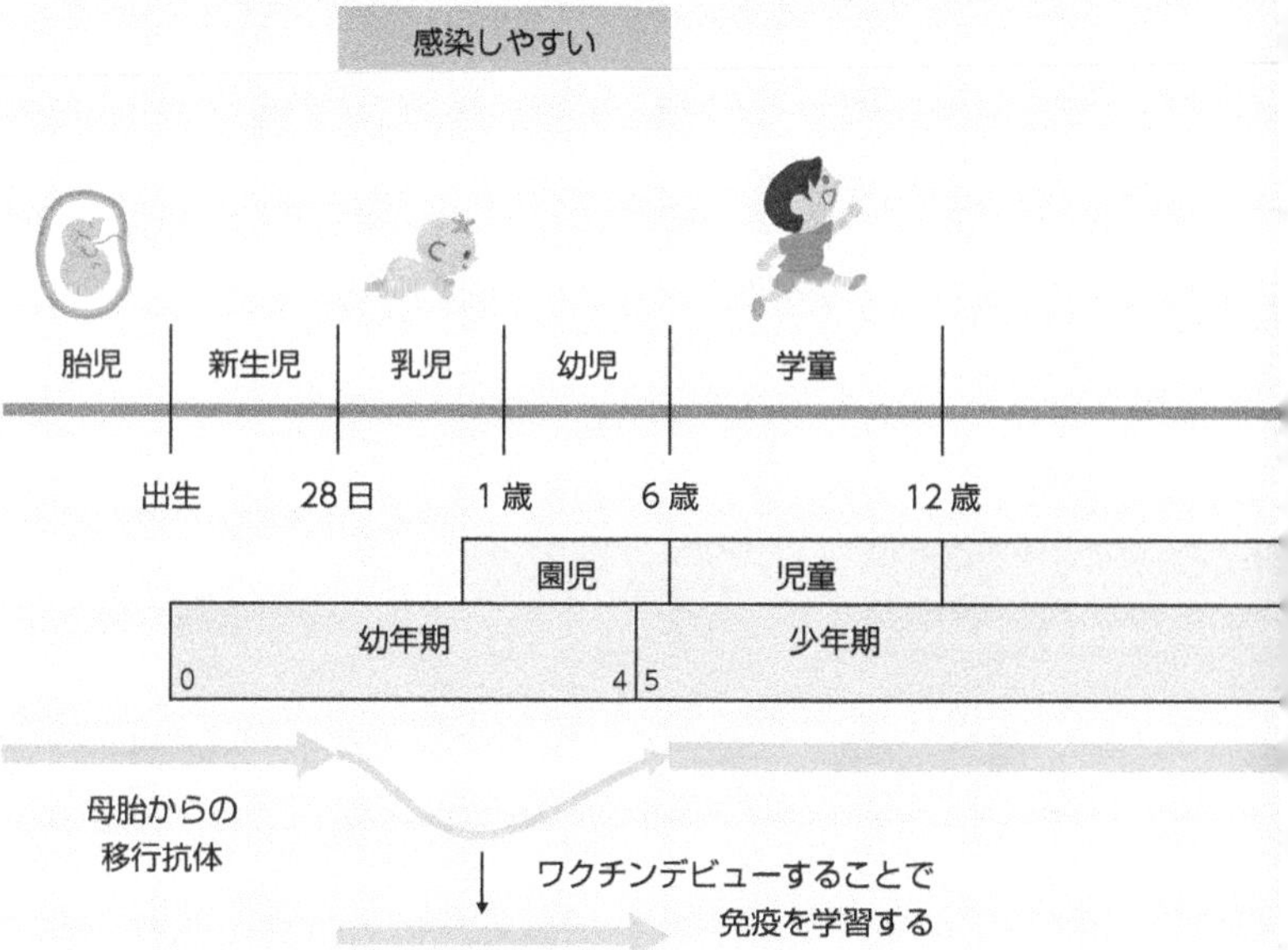

図21　ワクチンデビューと免疫力

病原体を排除するだけの力が残っていない状態になる。そうなると、それまで免疫の力が強いときにはおとなしくからだに取りついていた数々の病原体が、宿主の顔色（免疫の力による抑え方が弱ってきたかどうか）をうかがって、少しずつ活動を始め、ここぞとばかりに暴れだす。このようにして症状が現れた感染症が日和見《ひよりみ》感染症である。高齢になると、高血圧症や、糖尿病をはじめとした生活習慣病などの基礎疾患をもっていることが多く、見た目だけではなく、からだの中身も年を取り、血管が弱くなっていたり、筋力が弱くなっているのと同じように免疫の老化も進んでくるのである。

◆感染症講座◆ HIV

ヒト免疫不全ウイルス（HIV）による感染症として、エイズ（AIDS、後天性免疫不全症候群）がある。

HIVはヒトに感染する際、宿主のヘルパーTリンパ球のCD4がレセプターとなる。このとき、ヘルパーTリンパ球を感受性細胞という。感染したHIVは、このヘルパーTリンパ球を乗っ取り、子ウイルスを増産しつつ、別のヘルパーTリンパ球へ送りこみ、乗っ取ったヘルパーTリンパ球を徐々に破壊する。最終的に、からだの免疫にかかわるたくさんのヘルパーTリンパ球を破壊し、その機能を根こそぎ消失させることで、全身の免疫が効かなくなってしまう病気、すなわちエイズを引き起こす状態になり、ちょっとしたことで死亡しやすくなる（最近は、効果的な治療薬が開発されている）。

したがって、エイズ発症というのは決まった症状があるわけではなく、それまで宿主の免疫の力により、おとなしく潜んでいたいろいろな病原体が、活動を始めた結果起こった症状なのである。真菌（カビ）は食道、気管、肺などにはびこりカンジダ症やニューモシスチス肺炎など、原虫はトキソプラズマ脳症、細菌は結核や非定型抗酸菌症、化膿性細菌感染症など、ウイルスはサイトメガロウイルス感染症や単純ヘルペス感染症などを発症させ、制御できなくなる。

第4章

保育園、幼稚園、小中高など集団生活で気になる感染症

——予防接種やインフルエンザ

久美子　長女（25歳）がふたり目を妊娠したんですけど、上の子のときはそこまで気が回らなかったのですが、生まれてくる赤ちゃんについて、注意しないといけない感染症ってありますか？

かかりつけ医　妊婦にとって重要な感染症は風しんですが、これは妊娠前からの注意が必要ですね。生まれた赤ちゃんはしばらくの間は母乳で守られますが、ワクチン接種のスケジュールを把握して上手に免疫をつけさせることが大切です。

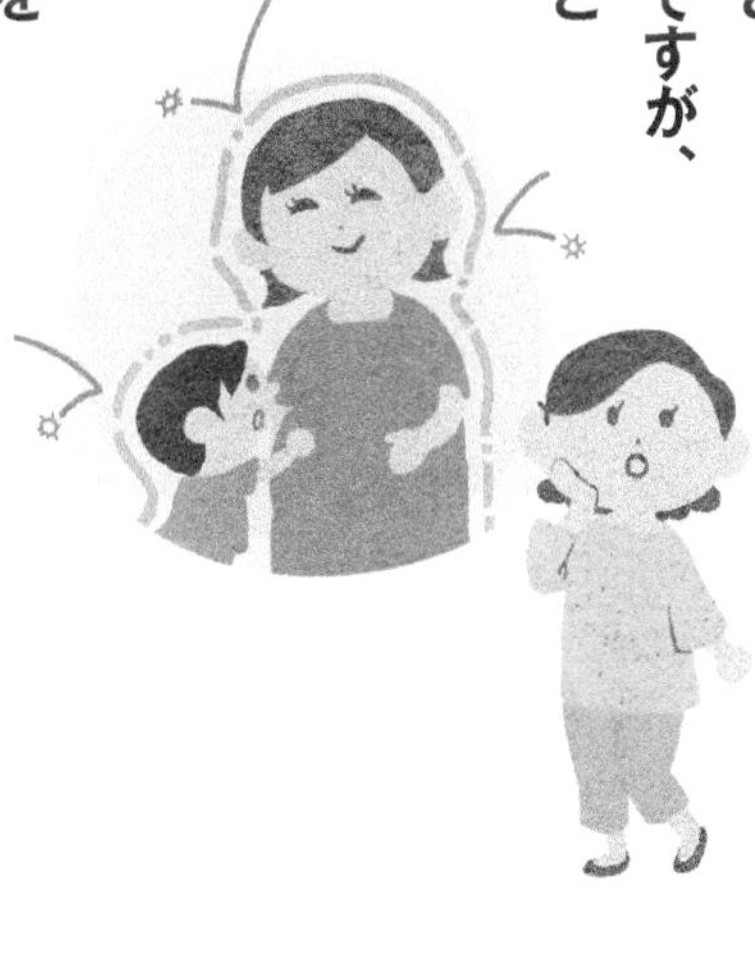

赤ちゃん時代の生活と感染症

●胎児期にもらった抗体と、母乳からの抗体で、なんとか凌ぐ

赤ちゃんが生まれた後の、お母さんの心配事のひとつに、母乳が十分出るかどうかがある。母乳は、赤ちゃんが育っていく上で十分な栄養の供給源となることはもちろんであるが、お母さんのもっている、いろいろな感染症に対する抗体を提供するという大切な役割も担っている。母乳に含まれるたくさんの抗体が、赤ちゃんを感染症から守ることに貢献する。

胎児期は、お母さんのおなかの中で、胎盤からへその緒を通して直接血液のやりとりをしてお母さんの免疫（抗体）をもらっている。抗体とはIgG、IgA、IgM、IgEの4つのイムノグロブリンであるが、IgGは胎盤を通してもらえる。出生後、5〜6か月齢までの期間はこのもらった抗体と母乳に含まれる抗体で自身のからだを守る。母乳は必須ではないが、守りを強固にするためには、たとえ短期間であっても、母乳育児には利があるといわれている。特に、産後すぐに出る初乳に大量に含まれるIgAが感染症やアレルギーから赤ちゃんを守ってくれる。

初乳は分娩0〜3日とも5日までともいわれる母乳で、初乳に含まれるIgAが、赤ちゃんの腸管の表面を覆って病原体の侵入を防ぐのである。

●赤ちゃんに、免疫の力を安全に獲得させてやりたい親心

胎児期にもらっている抗体で、すでに獲得免疫をもってはいるが、免疫の力としては、全体にまだ弱い状態といえる。5～6か月齢までは野生型の病原体に感染し、重篤な状態に陥る可能性を秘めている。お母さんが仕事をしている場合はちょうど産休明けで2か月児の0歳児保育が始まり、集団生活がスタートしている時期でもある。しかし、この半年が過ぎると、野生型の感染症にかかっても、それを学習して、自身で十分な免疫を育てられるようになる。

赤ちゃんへのワクチンは、早いものは生後2か月あたりから接種ができる。こんな小さな子に注射することや、副反応などは大丈夫なのかと心配に思うかもしれない。しかし、ワクチンは接種してから免疫細胞が働き始め、病原体を認識し始めるまでに時間がかかる。そこで、いきなり野生型の病原体にさらされる前に、戦うのに十分な免疫を、安全に獲得させてやりたいとの親心で、先手先手で次々と赤ちゃんにワクチンを接種していくのが予防接種である。しかし、ワクチンの定期接種（無料で接種できるワクチン）のプログラムに織り込まれているワクチンの種類は多く、時期も決められているので、家族も総動員して接種に通うなど、保護者は忙しい。

●赤ちゃんの予防接種は、スケジュール合わせが大変

国立感染症研究所や日本小児科学会から、予防接種のスケジュール表（図22）が出されている。ワクチンによって、それぞれ接種回数が異なっている。1回で完了するものから、一定の期間をあけて数回接種する必要があるワクチンまでいろいろである。

●予防接種できるワクチンには、順番がある

定期接種として、予防接種できる感染症は、「A類感染症」と「B類感染症」に分けられる。A類感染症は全額補助がある小児用であり、B類感染症は部分的な補助がある高齢者用である。

小児用の定期接種には10種類、任意接種には3種類があり、高齢者用の定期接種には、肺炎球菌とインフルエンザウイルスに対するワクチンがある。

「予防接種法」には、予防接種の目的として「①伝染のおそれがある疾病の発生およびまん延を予防するために、公衆衛生の見地から予防接種を実施すること、そしてその後の必要な措置を講ずることにより、国民の健康の保持に寄与する、②予防接種による健康被害の迅速な救済を図る」と記されている。

そもそも、日本は欧米に比べて定期接種になったワクチンが少なく、長年の課題であったが、順次、整えられてきている。これは、ワクチンの有効性よりも、副反応の発生を抑えることを重要視する、

日本に特徴的な傾向があり、この点が定期接種に加えるかどうかの、厳しい選択基準になってきたからである。欧米よりも定期接種ワクチンの種類が少ないことを「ワクチンギャップ」と、批判的に叫ばれてきた。

（1）0歳時からできる予防接種

0歳児（2か月齢以降に順次）ではHibワクチン（ヒブ、細菌のインフルエンザ菌b型のこと。インフルエンザウイルスと似た名前で、同じく呼吸器感染を起こすが、全く異なる）、肺炎球菌ワクチン（13種類（13価）の型が入ったワクチン）、B型肝炎ワクチン、ロタウイルスワクチン、4種混合ワクチン（DPT-IPVと呼ばれるもので、ジフテリ

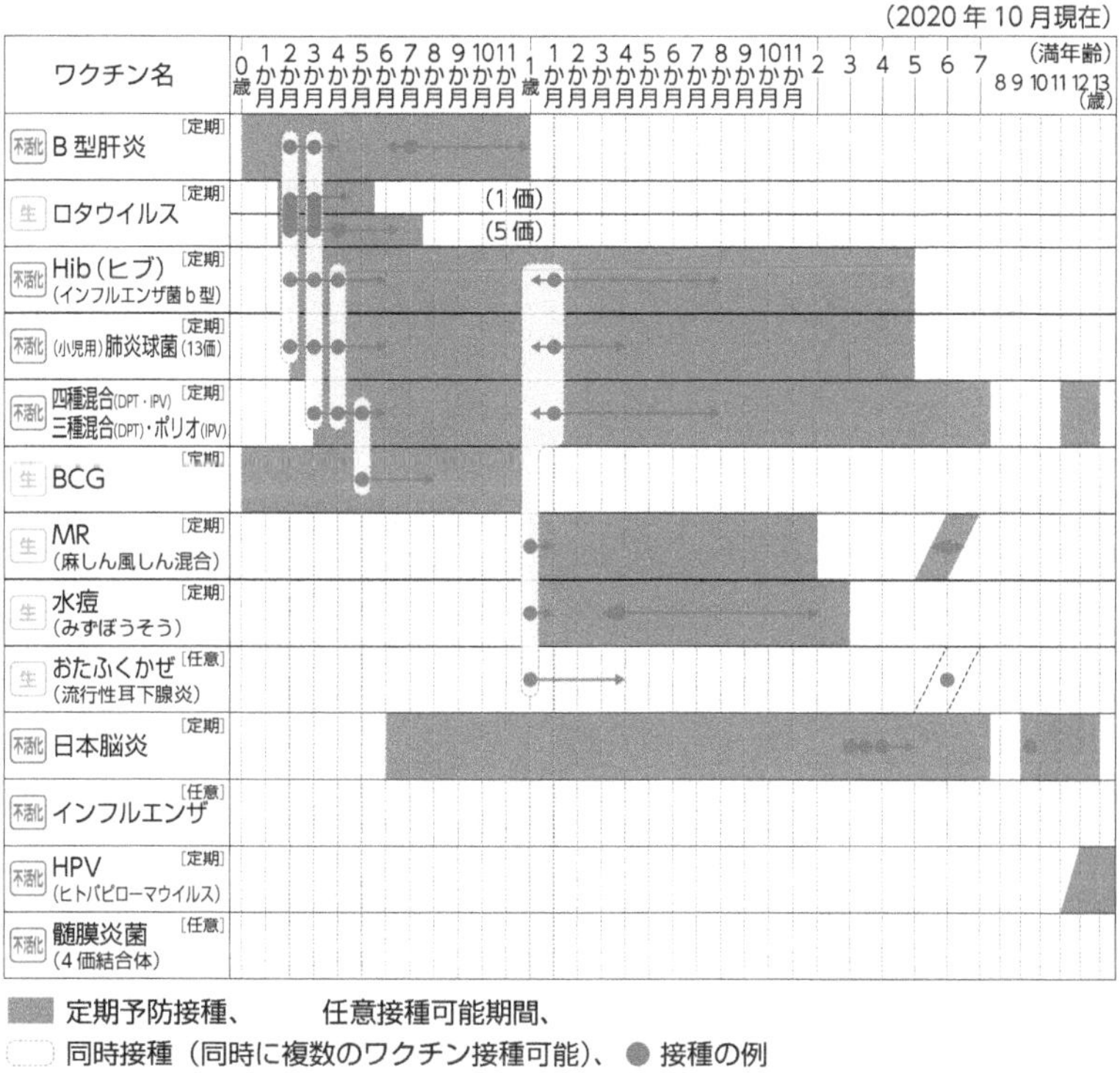

図22 0～13歳のワクチンの種類と予防接種スケジュール

ア、百日咳、破傷風、ポリオ（急性灰白《かいはく》髄炎）が含まれた混合ワクチンで、欧米ではこれにＨｉｂが入った5混と呼ばれるものが一般的になっている）、結核のＢＣＧワクチンがある。ロタウイルスワクチンとＢＣＧワクチンは、生ワクチンであるが、それ以外は不活化ワクチンである。いずれも数回のワクチン接種が必要である。

ポリオのワクチンは、長い間、経口タイプの生ワクチンであった。ＷＨＯは１９８０年の天然痘根絶宣言の後に、第二の根絶計画にポリオを定めていた。ところが、生ワクチンに入っている弱毒性のウイルスが元の野生型に戻る遺伝子変異を起こして、ワクチンとして用いている弱毒性（非病原性）のウイルス株に由来した野生型（病原性）のポリオ患者の発生が後を絶たないため、日本も含め、先進国では不活化ワクチンに変更になっている（日本では、２０１２年9月から注射の不活化ワクチンに切り替えられた）。しかし、不活化ワクチンは製造コストがかかり高額なものになるため、途上国では依然として生ワクチンを継続しており、根絶への道は遠い状況である。

（2）1歳時からできる予防接種

1歳からのワクチンとして、ＭＲと呼ばれる、麻しん（measles）と風しん（rubella）のワクチンが混合された生ワクチン、水痘《すいとう》（水ぼうそう）生ワクチン、おたふく風邪生ワクチンがある。長年の願いであった水痘ワクチンも、任意接種から定期接種（2回の接種）になり、一気に小児の水痘患者が減少した（図24参照）。おたふく風邪ワクチンも、定期化にする必要性が叫ばれて久しく、まだ実現していないが、まもなく定期化が認められるのではないかと期待されている。

（3）3歳時からできる予防接種

3歳からのワクチンとして、日本脳炎ワクチンがある。不活化ワクチンである。過去には、１９５５年からスタートした方法で、マウスの脳に接種し、この脳の乳剤から、不活化したウイルスワクチンが製造されていた。しかし、マウスの脳成分に対するアレルギーの危険性があった。実際、２００４年、マウス脳由来の日本脳炎ワクチンを接種した中学生に重い副反応が発生し、これを受け、ワクチン接種者が激減する状況を招いた。そこで、培養細胞型のワクチン製造に切り替えられ、２００６年からスタートした。3歳で2回接種した後も、4歳で1回、9歳になってさらに接種（追加免疫）を受けることになっている。

(4) インフルエンザワクチン

以上のほかに、最も一般的なワクチンとしてインフルエンザワクチンがあげられる。生後6か月から接種することが可能である。定期接種に入っていないので、毎年接種するワクチンとしてはかなり家計を圧迫する。

●幼弱な乳幼児をおそう、ＲＳウイルス感染症

ＲＳウイルスに感染すると、乳幼児期、特に低出生体重児では重症化のリスクが高い。平均的な出生体重の赤ちゃんでも、お母さんからの抗体をもらっている時期にもかかわらず、生後数週から数か月の間に重症化する場合がある。生後1年の間に69％の乳児がＲＳウイルスに感染し、軽い風邪や重症の気管支炎、肺炎などを発症する。

ワクチンも治療法もないＲＳウイルス感染症を引き起こすＲＳウイルスへの対策として、抗体医薬がある。抗体医薬は、現在のバイオテクノロジー

で開発された、ＲＳウイルスに結合して感染を起こさせない抗体を、工場で大量に生産し、製品化されたものである。この抗体医薬を定期的に投与することでＲＳウイルス感染症の予防が可能となっている。この抗体医薬を投与し続けていれば、まさにワクチン接種を行った場合や、自然に感染し、感染を防ぐ抗体を自身で作ったように、十分量の抗体が体内に保たれ、安全な状態にもっていけるので、ＲＳウイルスが流行する時期に、投与していれば安心である。

ちなみにＲＳとは respiratory syncytial（呼吸器合胞体の）からきている。

保育園・幼稚園、小学生時代の集団生活と感染症

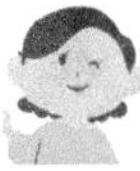

久美子　孫（4歳）は、今幼稚園に通っています。そのうち小学校へもあがります。子どもの集団生活で気をつける感染症には何がありますか？

かかりつけ小児科医　主なものだけでも、感染性胃腸炎、手足口病、ヘルパンギーナ、りんご病、溶血性レンサ球菌感染症、プール熱、風しん、麻しん、水ぼうそう、おたふく風邪、インフルエンザなどがあります。ワクチンがあるものは予防接種をして、ないものは日常の生活で気をつけていくことが大事ですね。

●幼稚園に元気に通っているのは嬉しいが、流行する感染症が心配だ

孫が幼稚園に元気で通っているのは嬉しいことであるが、やはり、集団生活で感染症の流行があると心配になる。感染症には、流行に周期のあるものもある。たとえば、インフルエンザは毎年流行するが、マイコプラズマは4年ごとに流行する傾向があるので、オリンピック肺炎や、五輪病と呼ばれている。おたふく風邪は、4～5年周期、風しんは5年周期、麻しんは1、3、7年周期に発生している傾向がある。ここでは、順次、主に保育園、幼稚園から小学生ぐらいの年齢の小児が、集団生活でうつる可能性のある感染症について取り上げる。

●感染症にかかると、園や学校を休まないといけなくなる

子どもたちが通っている保育園、幼稚園、小中学校などは、多くの生徒が集団で生活しているところであり、季節性のインフルエンザなど、一旦感染症が入り込むと、園や学校だけにとどまらず、家庭にも持ち帰ることになり、親や兄弟姉妹へと順次広がり、地域の住民や親の職場など、人と人のつながりを通して波及する。このような感染症の発生を予防し、流行のまん延を防ぐために「学校保健安全法」という法律で、校長が出席停止や学級・学校閉鎖の措置が取れるように規定されている。この学校には、幼稚園、小学校、中学校、高等学校、大学、高等専門学校などが含まれ、保

育園はこの法律に準拠して対応がなされている。

この法律の施行規則では、流行する感染症の感染経路が、空気感染か、飛沫感染か、接触感染かなど、また、感染はしたが発症はしていない潜伏期間を考慮して、発症した日から何日出席停止にすべきかが、学校において予防すべき対象となる感染症（学校感染症）として指定されている（表1）。

この施行規則に出てくる「感染症法」は、正式には「感染症の予防及び感染症の患者に対する医療に関する法律」という（図23）。

ここでは、小児がかかりやすい、あるいは小児で重症化しやすい、または小児の予防接種が有効な感染症を取り上げたい。感染性胃腸炎、手足口病、ヘルパンギーナ、りんご病、プール熱、溶血性レンサ球菌感染症、麻しん、風しん、水ぼうそう、おたふく風邪、インフルエンザなど、聞いたことがあるものが多いと思う。

●おなかこわしてるな、の多くが感染性胃腸炎――細菌性胃腸炎、ウイルス性胃腸炎

感染性胃腸炎は、いわゆる下痢症で、細菌によるものとウイルスによるものがある。

（1）細菌性胃腸炎

細菌性胃腸炎は、腸管出血性大腸菌、カンピロバクター、サルモネラなどの細菌の感染で起こる。

①腸管出血性大腸菌

「大腸菌群」は、土壌や河川などの環境に広く生息している。その中で糞便系大腸菌群といわれるものがヒトの腸内に生息している。さらにその中に大腸菌属があって、その中に下痢原性大腸菌

表１　学校保健安全法施行規則（最終更新：令和元年７月１日改正）による学校において予防すべき感染症の種類

<table>
<tr><th colspan="2">学校において予防すべき感染症の種類</th><th colspan="2">出席停止の期間の基準</th></tr>
<tr><td rowspan="15">第1種
感染症法の1類と2類感染症</td><td>エボラ出血熱</td><td rowspan="15" colspan="2">治癒するまで</td></tr>
<tr><td>クリミア・コンゴ出血熱</td></tr>
<tr><td>痘そう</td></tr>
<tr><td>南米出血熱</td></tr>
<tr><td>ペスト</td></tr>
<tr><td>マールブルグ病</td></tr>
<tr><td>ラッサ熱</td></tr>
<tr><td>急性灰白髄炎</td></tr>
<tr><td>ジフテリア</td></tr>
<tr><td>重症急性呼吸器症候群
（病原体がベータコロナウイルス属 SARS コロナウイルスであるものに限る）</td></tr>
<tr><td>中東呼吸器症候群
（病原体がベータコロナウイルス属 MERS コロナウイルスであるものに限る）</td></tr>
<tr><td>特定鳥インフルエンザ</td></tr>
<tr><td>新型インフルエンザ等感染症*[1]
（新型インフルエンザ、再興型インフルエンザ）</td></tr>
<tr><td>指定感染症*[1]</td></tr>
<tr><td>新感染症*[1]</td></tr>
<tr><td rowspan="9">第2種
空気感染や飛沫感染</td><td>インフルエンザ
（特定鳥インフルエンザを除く、及び新型インフルエンザ等感染症（第19条））</td><td>発症した後5日を経過し、かつ、解熱した後2日（幼児にあっては、3日）を経過するまで</td><td rowspan="7">病状により学校医その他の医師において感染のおそれがないと認めたときは、この限りでない</td></tr>
<tr><td>百日咳</td><td>特有の咳が消失するまでまたは5日間の適正な抗菌性物質製剤による治療が終了するまで</td></tr>
<tr><td>麻しん</td><td>解熱した後3日を経過するまで</td></tr>
<tr><td>流行性耳下腺炎</td><td>耳下腺、顎下腺または舌下腺の腫脹が発現した後5日を経過し、かつ、全身状態が良好になるまで</td></tr>
<tr><td>風しん</td><td>発しんが消失するまで</td></tr>
<tr><td>水痘</td><td>すべての発しんが痂皮化するまで</td></tr>
<tr><td>咽頭結膜熱</td><td>主要症状が消退した後2日を経過するまで</td></tr>
<tr><td>結核</td><td rowspan="2" colspan="2">病状により学校医その他の医師において感染のおそれがないと認めるまで</td></tr>
<tr><td>髄膜炎菌性髄膜炎</td></tr>
</table>

（つづく）

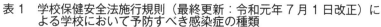

(表 1 のつづき)

学校において予防すべき感染症の種類			出席停止の期間の基準
第 3 種 飛沫感染はしないが、集団生活で流行拡大の可能性がある	コレラ		病状により学校医その他の医師において感染のおそれがないと認めるまで
	細菌性赤痢		
	腸管出血性大腸菌感染症		
	腸チフス		
	パラチフス		
	流行性角結膜炎		
	急性出血性結膜炎		
	その他の感染症＊2	感染性胃腸炎 (ノロウイルス感染症、ロタウイルス感染症など)	
		サルモネラ感染症 (腸チフス、パラチフスを除く)	
		カンピロバクター感染症	
		マイコプラズマ感染症	
		インフルエンザ菌感染症	
		肺炎球菌感染症	
		A 群溶血性レンサ球菌感染症 (溶連菌感染症)	
		伝染性紅斑	
		急性細気管支炎 (RS ウイルス感染症など)	
		EB ウイルス感染症	
		単純ヘルペス感染症	
		帯状疱疹	
		手足口病	
		ヘルパンギーナ	
		A 型肝炎	
		B 型肝炎	
		伝染性膿痂疹(とびひ)	
		伝染性軟属腫(水いぼ)	
		アタマジラミ	
		疥癬	
		皮膚真菌症 (カンジダ感染症、白癬感染症、特にトンズランス感染症)	

＊1　施行規則で、第 1 種とみなすとされているもの。
＊2　学校で流行が起こった場合にその流行を防ぐため、必要であれば校長が学校医の意見を聞き、第 3 種の感染症として措置できる疾患として想定されるもので、あらかじめ特定の疾患を定めてあるものではない。ここでは、『学校において予防すべき感染症の解説』(文部科学省、2013)の例示より抜粋。
感染症法の「○類感染症」の区分と異なる。また、感染症法による類別も変更されるので、最新の情報を取得する必要がある。

1類感染症

エボラ出血熱
クリミア・コンゴ出血熱
痘そう
南米出血熱
ペスト
マールブルグ病
ラッサ熱

2類感染症

急性灰白髄炎
結核
ジフテリア
重症急性呼吸器症候群（病原体がベータコロナウイルス属 SARS コロナウイルスであるものに限る）
中東呼吸器症候群（病原体がベータコロナウイルス属 MERS コロナウイルスであるものに限る）
鳥インフルエンザ（H5N1）
鳥インフルエンザ（H7N9）

3類感染症

コレラ
細菌性赤痢
腸管出血性大腸菌感染症
腸チフス
パラチフス

4類感染症

E 型肝炎
ウエストナイル熱
A 型肝炎
エキノコックス症
黄熱
オウム病
オムスク出血熱
回帰熱
キャサヌル森林病
Q 熱
狂犬病
コクシジオイデス症
サル痘
ジカウイルス感染症
重症熱性血小板減少症候群（病原体がフレボウイルス属 SFTS ウイルスであるものに限る）
腎症候性出血熱
西部ウマ脳炎
ダニ媒介脳炎
炭疽
チクングニア熱
つつが虫病
デング熱
東部ウマ脳炎
鳥インフルエンザ（鳥インフルエンザ（H5N1 及び H7N9）を除く）
ニパウイルス感染症
日本紅斑熱
日本脳炎
ハンタウイルス肺症候群
B ウイルス病
鼻疽
ブルセラ症
ベネズエラウマ脳炎
ヘンドラウイルス感染症
発しんチフス
ボツリヌス症
マラリア
野兎病
ライム病
リッサウイルス感染症
リフトバレー熱
類鼻疽
レジオネラ症
レプトスピラ症
ロッキー山紅斑熱

5類感染症

アメーバ赤痢
RS ウイルス感染症
咽頭結膜熱
インフルエンザ（鳥インフルエンザ及び新型インフルエンザ等感染症を除く）
ウイルス性肝炎（E 型肝炎及び A 型肝炎を除く）
A 群溶血性レンサ球菌咽頭炎
カルバペネム耐性腸内細菌科細菌感染症
感染性胃腸炎
急性出血性結膜炎
急性弛緩性麻痺（急性灰白髄炎を除く）
急性脳炎（ウエストナイル脳炎、西部ウマ脳炎、ダニ媒介脳炎、東部ウマ脳炎、日本脳炎、ベネズエラウマ脳炎及びリフトバレー熱を除く）
クラミジア肺炎（オウム病を除く）
クリプトスポリジウム症
クロイツフェルト・ヤコブ病
劇症型溶血性レンサ球菌感染症
後天性免疫不全症候群
細菌性髄膜炎（侵襲性インフルエンザ菌感染症、侵襲性髄膜炎菌感染症及び侵襲性肺炎球菌感染症を除く）
ジアルジア症
侵襲性インフルエンザ菌感染症
侵襲性髄膜炎菌感染症
侵襲性肺炎球菌感染症
水痘（入院例に限る）
性器クラミジア感染症
性器ヘルペスウイルス感染症
尖圭コンジローマ
先天性風しん症候群
手足口病
伝染性紅斑
突発性発しん
梅毒
播種性クリプトコックス症
破傷風
バンコマイシン耐性黄色ブドウ球菌感染症
バンコマイシン耐性腸球菌感染症
百日咳
風しん
ペニシリン耐性肺炎球菌感染症
ヘルパンギーナ
マイコプラズマ肺炎
麻しん
無菌性髄膜炎
メチシリン耐性黄色ブドウ球菌感染症
薬剤耐性アシネトバクター感染症
薬剤耐性緑膿菌感染症
流行性角結膜炎
流行性耳下腺炎
淋菌感染症

新型インフルエンザ等感染症

指定感染症

新型コロナウイルス感染症（病原体がベータコロナウイルス属のコロナウイルス（令和 2 年 1 月に中華人民共和国から世界保健機関に対して、人に伝染する能力を有することが新たに報告されたものに限る）であるものに限る）

図 23　感染症法による分類
各分類の中で五十音順に並べた.

があり、その中でも腸管出血性大腸菌といわれるグループのO-157などが病原性をもつ。腸管出血性大腸菌は、ベロ毒素を産生し、出血を伴う腸炎や溶血性尿毒症候群を起こし、重症化すると致死率1〜5%とされている。細菌性胃腸炎は、細菌に汚染された飲食物を介する経口感染がほとんどである。腸管出血性大腸菌は75℃で1分間の加熱で死滅するので、食品の十分な加熱、調理後の食品をなるべく早めに食べ切ることで予防が可能である。

腸管出血性大腸菌感染症は、医師により感染のおそれがないと認められるまで、登園・登校は禁止である。

②カンピロバクター

カンピロバクターは、ニワトリの腸管に多く存在し、鶏肉の生食や過熱不足状態の肉が原因となり、食中毒を起こす。ここ10年ほど前から、カンピロバクターによる食中毒が増えてきており、今ではノロウイルスによる食中毒よりも、発生件数は多くなっている。

カンピロバクターは、少し酸素がある環境を好み、30〜46℃で増殖するため、ヒトの腸内で生息しやすい。菌を摂取してから発症までは2〜7日とやや長めである。体内に入ってからどのように増殖しているかまだはっきりとわかっていない。他の菌に比べ数百個程度の少ない菌数でも発症するといわれている。

学校施設内や学校行事での発生件数は減ってきているが、散発的な発生は多く、小児では第一位の腸炎の原因となる細菌である。他の細菌性食中毒を起こす細菌と同様の加熱が重要である。特に、鶏肉の調理時に十分な加熱をすることで予防できる。カンピロバクター感染症は、下痢、嘔吐が消失するまで、登園・登校は禁止である。

③サルモネラ

サルモネラは2000種類以上の血清型（免疫学的に区別できる型）に分けられる。この中には、3類感染症に分類されるチフス菌やパラチフス菌も含まれるが、ここでは5類の感染性胃腸炎のひとつである、サルモネラ感染症に触れる。小児や高齢者では重篤になることがあるため注意を要する。8～48時間の潜伏期を経て発症する。

サルモネラは、ニワトリの卵が汚染されていることで感染し、日本独特の生卵を食べる習慣ではリスクが高かった。今の日本では殻を消毒し、サルモネラ菌が増えないようにかなり配慮して売られているので安全性が上がっている。ただ、賞味期限は必ず守ることが大事である。一方、海外では生卵を食べる習慣がなく、殻が消毒されていないので、旅行などで、海外に行った際に日本と同じように生食することには注意が必要である。75℃以上に加熱すれば大丈夫である。

サルモネラ感染症は、下痢、嘔吐が消失するまで、登園・登校は禁止である。

（2）ウイルス性胃腸炎

ウイルス性胃腸炎の原因として、ノロウイルス、ロタウイルス、腸管アデノウイルスがある。これらの感染による胃腸炎では、下痢・嘔吐症状が軽快し、全身症状が改善されれば登園・登校は可能とされている。

①ノロウイルス

ノロウイルスは、血便にならない下痢、吐き気、嘔吐などの症状があり、重症例では脱水症状も認められる。流行時期は、冬から春先が多くなっている。以前は小型球形ウイルス、またはノーウォーク様ウイルスと呼ばれていた。

小児の牡蠣の生食は少ないであろうが、親や給食担当者などが感染者の糞便がついた手の洗い方が不十分なまま、調理を行い、それを食べた人にうつることが多い。このような経路で感染するので、糞口感染とも呼ばれている。小児や高齢者の施設での感染者数が多いのも、この感染経路のためである。

牡蠣の生食が原因となることも多いが、これは海に流れていった下水にノロウイルスがいて、それを牡蠣が取り込み、ノロウイルスを蓄積させていたことが原因であると考えられる。そこで、一定時間清浄な海水に入れて、牡蠣の体内に存在する糞とともに菌やウイルスを排出する工程を経て、生食用として売っている場合が多くなっている。

ノロウイルスは脂肪層（エンベロープ）をもたないノンエンベロープウイルスなので、通常のアルコール消毒が効かない。細胞培養で増やすことが難しいため、ワクチンや有効な治療薬の開発も困難であったが、有効と考えられる報告例も出始めている。

ノロウイルスはヒトの腸管の上皮細胞に感染すると考えられているが、培養細胞でのウイルス増殖は容易ではない。一方、免疫細胞であるBリンパ球での増殖が見られたとの報告もある。潜伏期間は1～2日、症状消失後も3～7日はウイルスを排出し続ける。

②ロタウイルス

ロタウイルス感染も、冬から春にかけて、ノロウイルス感染と同様、下痢症を引き起こす。世界の子どものほとんどは、一度はこのウイルスに感染している。衛生環境の悪い途上国では、このロタウイルスの感染で命を落とす子どもが多い。これが、途上国の平均寿命が短い理由になっている。一方、わが国では、最近はロタウイルスに大変有効なワクチンが普及し、子どものロタウイルス感染

◆感染症講座◆給食による食中毒の防止

学校や保育園、幼稚園の給食で、時に、感染性胃腸炎の発生がある。園児や児童が下痢症を起こしたという報道も見られる。

食べ物についている細菌は自身で増えることができるので、増殖に適した状態にならないよう調理の温度管理や、調理後の保存の管理が大事である。大量にカレーを作って自然に冷ましておいていたら、熱で死滅しないボツリヌス菌が増殖するということもある。

一方、食べ物についているウイルスは自身で増えない。人に感染させるほどのウイルス量がついている可能性がある食材は、熱処理することが大事である。特に、ノロウイルスなどは、調理の熱処理の不十分さから、食品に付着したウイルスを喫食して、下痢症を招くことが多い。患者からは大量のウイルス（1 g当たりに 100 万～ 10 億個も、しかも長期間の排出が続く）が、糞便や嘔吐物から吐き出されるが、感染する場合にはごく少量（10 ～ 100 個）のウイルスでしっかり感染が成立してしまうので、やっかいである。

久美子 私が働いている職場の近くの施設で、ノロウイルスの集団感染があったらしいの。

長男 ノロウイルスって、学校給食だけではなく、高齢者施設でも気をつけているらしいね。

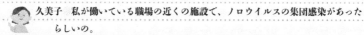

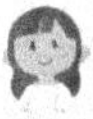
次女 おばあちゃんのお友達の施設にも、「感染対策マニュアル」があるっていってた。

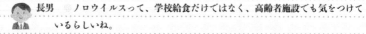

給食の調理に従事する人たちは、大変気を配っているのにもかかわらず、食中毒の発生が起こることがある。長年、調理に従事していると、徐々にノロウイルスに対して抵抗性（ノロウイルスに対する免疫が獲得される）が出てくる。そのため少量のノロウイルスでは、本人は感染してウイルスを産生していても、下痢症を引き起こすこともなく、健康体を維持できる、いわゆる不顕性（無症状）感染者のような状態になりがちとの報告もある。

給食の調理に従事する場合には、毎月 2 回以上の検便（腸内細菌とノロウイルスの検査）をする必要がある。これは、学校給食衛生管理基準で定められている。調理に従事しているかどうかにかかわらず、一般にノロウイルスの不顕性感染率は成人でも高く、30 ～ 50％といわれている。

染による入院例は大きく減少している。

ロタウイルスによる胃腸炎は、米のとぎ汁のような白い水様便が特徴で、この状態が3～8日も続く。生後6か月から2歳までの乳幼児の感染例が多く、5歳までにほとんどの子どもが感染するといわれている。調理の前や排便の後は、丁寧な手洗いが予防には大事である。

ロタウイルスもノンエンベロープウイルスである。ノロウイルスとは異なり、ロタウイルスには2020年10月1日から定期接種の対象とされた、有効なワクチンが存在する。

③腸管アデノウイルス

アデノウイルスのF亜群の40、41型の感染により、急性胃腸炎を起こすことから、腸管アデノウイルスと呼ばれる。乳幼児、特に3歳以下に多い感染症である。

アデノウイルスも、ノンエンベロープウイルスなので、通常のアルコール消毒が効かない。

●手足口病やヘルパンギーナは、数年ごとに流行する

手足口病とヘルパンギーナは類似の症状を示す感染症で、エンテロウイルスやコクサッキーウイルスの感染が原因である。

手足口病は、米粒ほどの小さな水ぶくれ（水疱）が手、足、口にできる。子どもがかかると、大人にうつることが多く、同じような水疱ができる。子どもは、肘、膝やお尻にも水疱ができる。

ヘルパンギーナは、水疱のできる場所が手足口病とは異なり、咽頭《いんとう》、いわゆる喉《のど》のことであるが、口の中の上あごの奥の粘膜にできることが多い。

表2　エンテロウイルス属の分類

エンテロウイルス	手足口病、急性出血性結膜炎、髄膜炎、脳炎
コクサッキーウイルスA群	手足口病、ヘルパンギーナ、急性出血性結膜炎
コクサッキーウイルスB群	髄膜炎、脳炎、心筋炎、心膜炎
エコーウイルス	髄膜炎、脳炎
ポリオウイルス	急性灰白髄炎

ただ、同じエンテロウイルス属のウイルス感染であり、類似の症状であるので、国によっては1つの病気にしている。

どちらも、発熱を伴うことが多いが、比較的軽い病気であり、自然に治るケースが多い。ワクチンや抗ウイルス剤はない。6月末から夏にかけて流行する、夏風邪（夏に流行する風邪を総称する言葉で、エンテロウイルス、コクサッキーウイルス、アデノウイルスによる感染症）の一種である。

エンテロウイルス属のウイルスは、表2のように分けられている。

それぞれの同じグループに数種類から十数種類のウイルスがあり、それらのウイルスの間には微妙に異なる部分が存在する。そのため、すべてのウイルスに共通して感染防御に働く抗体がないので、何度も感染するのが通常である。

手足口病やヘルパンギーナにかかると、発症前数日から感染力があり、発症後も4～5週間、症状回復後も咽頭や便からウイルスが排出されている。医師により、登園・登校の禁止が判断される。

●伝染性紅斑（りんご病）は、ほっぺたが赤くなるころにはうつしてしまっている

伝染性紅斑が正式名称であるが、馴染みの名称は「りんご病」である。最小のウイルスであるヒトパルボウイルスB19の感染が原因の病気である。飛沫感染で感染する。潜伏期間は10〜20日である。発症するとりんごのように、両頬が赤くなることから、この名がつけられた。4〜5年周期で小児に多く見られ、春から夏にかけて流行する。妊娠中の初感染では胎児水腫や胎児死亡を引き起こすことがある。

実際は、頬の発疹が出る7〜10日前に、風邪様の症状が見られ、この時期に大量のウイルスが排出されているので、人にうつす可能性が高い。したがって、頬が赤くなって、りんご病にかかっていることがはっきりするころには、もうウイルスはいなくなっていて、人にうつすことはない。

りんご病はワクチンや抗ウイルス剤はなく、細胞培養系も確立されておらず、研究もしにくいやっかいなウイルスである。ただ、一度かかると再感染はしない。

顔が赤くなり、腕や腿《もも》、からだに発疹が出たときには、感染力が弱まっているので、本人が元気であれば、登園・登校は可能とされている。

●咽頭結膜熱（プール熱）の原因となっている、アデノウイルスも手ごわい

咽頭結膜熱は、アデノウイルスの感染が原因となる喉や目の病気で、喉の痛み、目の充血、発熱

などの症状が見られる。６月末から夏にかけて流行する夏風邪のひとつである。プールで直接結膜からうつることが多いので、プール熱とも呼ばれている。

先のウイルス性胃腸炎でも登場したように、アデノウイルスにも多くのウイルスの型が存在する。51種類までは血清型で分類されていたが、その後の52型からは遺伝子型で分類され、今では80種類以上の型の存在が知られている。３型、７型の感染による咽頭結膜熱のほか、８型、19型、37型などの感染による流行性角結膜炎（はやり目）がある。

アデノウイルスは感染力が強く、飛沫感染や糞口感染でうつるので小児の集団では特にくしゃみと便、プールでは遊離残留塩素濃度を０・４mg／L以上、１・０mg／L以下に適正濃度に保つ注意が必要である。

◆感染症講座◆冬の風邪

冬に流行する風邪（感冒ともいわれる）の原因ウイルスとしては、ライノウイルス、ヒトコロナウイルス、RS ウイルス、パラインフルエンザウイルス、アデノウイルスなどが知られている。ここでいうヒトコロナウイルスは、2019 年に出現した新型コロナウイルスとは異なり、同じ仲間であるが、いわゆる風邪（感冒）様症状（発熱、悪寒、筋肉痛、関節痛などの症状）で経過するだけで、重症化することはない。風邪のヒトコロナウイルスとして、HCoV-229E、HCoV-OC43、HCoV-NL63、HCoV-HKU1 の４種類が知られている。

また、細菌の仲間であるマイコプラズマも小児の発症が多く、風邪様症状を示す。エンテロウイルス属のウイルスでも、これらの冬の風邪のウイルスや細菌と同じように、鼻汁や唾液などに含まれるウイルスで感染するが、さらに便からも感染する可能性がある。

アデノウイルスも、ノンエンベロープウイルスなので、アルコール消毒が効かない。最近は、「酸性アルコール消毒剤」が開発され、有効といわれている。手洗いは予防に効果的である。感染してしまったときには、目をこすったり触ったりせず、石鹸で手洗いを小まめにするなどで、感染拡大を起こさないように気をつけることが大切である。

医師の許可があるまで、登園・登校はできない。

●溶血性レンサ球菌感染症は、ペニシリン系の抗生剤が有効

溶血性レンサ球菌は溶連菌と略して呼ばれることが多い細菌である。溶血性レンサ球菌感染症は、学童期の小児に多く見られ、咳やくしゃみでうつる飛沫感染を起こし、学校や家庭内など、クラスターの発生に気をつける必要がある。急性期の兄弟姉妹での感染率が25％と高い。潜伏期間2～5日を経て、突然の発熱（38℃以上）、全身の倦怠感、喉の痛み（咽頭炎）の症状が現れ、しばしば嘔吐や苺舌《いちごじた》を伴う。菌の侵入部位により、さまざまな症状を引き起こす。

溶血性レンサ球菌は、細胞壁の多糖体の抗原性により、A群、B群、C群、G群と区別されている。その中でA群溶血性レンサ球菌が、溶連菌感染症の中で90％を占める。A群溶血性レンサ球菌は、溶血毒素や核酸分解酵素などの活性たんぱく質を作り、細胞外へ分泌することでヒトにさまざまな症状を引き起こしていると考えられている。

溶血性レンサ球菌感染症は、ペニシリン系の抗生剤が有効であるが、ワクチンはまだない。

◆感染症講座◆細菌に効く抗生剤ペニシリン

人類は長い間細菌による感染症に悩まされてきた。1928年、やっとイギリスの医師アレクサンダー・フレミング（Alexander Fleming, 1881-1955）により、ペニシリンが発見される。

フレミングが培養していたブドウ球菌の中にカビの胞子が落ち、カビの周囲のブドウ球菌が溶解しているのに気づき、カビが作るその物質をペニシリンと名づける。ペニシリンは、細菌がもつ細胞壁のペプチドグリカンの合成を阻害することで殺菌する物質である。発見から10年以上経って、医療用として実用化され、1942年にベンジルペニシリン（ペニシリンG）が単離された。

現在ではほかの抗生剤も開発されているが、ペニシリンは、ベンジルペニシリンに感受性のブドウ球菌属、レンサ球菌属、肺炎球菌、腸球菌属、淋菌、髄膜炎菌、ジフテリア菌、炭疽菌、放線菌、破傷風菌、ガス壊疽菌群、回帰熱ボレリア、ワイル病レプトスピラ、鼠咬症スピリルム、梅毒トレポネーマなどに効く。しかし、この人類にとってありがたいペニシリンに打ち勝つ細菌も出てきた。それがペニシリン耐性菌である。

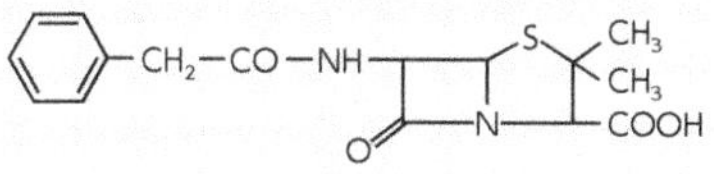

ペニシリンG

◆感染症講座◆「劇症型溶血性レンサ球菌感染症（人食いバクテリア）」

劇症型溶血性レンサ球菌感染症は、突発的に発症（一般的な初期症状は疼痛）し、急激に多臓器不全に進行する病気である。致死率が30％にもなることから、メディアでは「人食いバクテリア」と呼んでいることもある。バクテリアとは細菌のラテン語 bacterium の複数形 bacteria である。

A群溶血性レンサ球菌の一般的な感染症は、主に小児の咽頭炎であるが、この同じ細菌が、特に30歳以上の成人に多い劇症型の原因にもなっている。

最初の症例は、アメリカから1987年に報告された。日本での最初の報告は1992年である。

●麻しん・風しんは、2回の予防接種で感染回避

麻しんと風しんは、妊娠期や、大人になってからかかるとやっかいなので、第5章や第6章でも再登場するが、ここでは幼児期の予防接種と幼児期に感染した場合を中心に解説していく。

麻しんと風しんは生ワクチン（MR）を2回接種する。第1期は1歳代で、第2期は小学校入学の前年（保育園、幼稚園の年長クラスのとき）に接種（定期接種）する。この2回の接種で、ほぼ予防が可能である。麻しんと風しんは、近年は海外からの輸入が発端となって日本全体に感染が広がっていく傾向にある。もし、ワクチンの接種歴がないと容易にうつってしまう。

1回の接種では完全な感染防御には不十分である。

（1）麻しん

麻しんは、紀元前からある感染症で、天然痘（致死率30％といわれている）よりも死亡率は高かったほどで、大変恐れられていた。

空気感染し、感染力が非常に強いこと、そして有効な治療法がないこと、さらに感染した人の30％もの人が肺炎や脳炎などの重い合併症を起こし、致死的になることも多い。江戸時代には13回も大流行があった。

ワクチンのない時代は、麻しんの流行が始まると、免疫のないほとんどの人は感染・発症し、多くの犠牲者を生んでいた。人口密度の低い時代では数十年に一度程度の大流行ですんでいたが、人口密度が高くなった明治以降では、免疫をもたない小児の間で毎年のように流行が発生した。

わが国の麻しんのワクチンは１９７１年から任意接種でスタートし、１９７８年から定期接種となり、ワクチン接種率が一気に高くなった。ただ、定期接種は生後12～72か月の子どもが対象であったため、この定期接種を受けるまでの子どもへの感染が集中した。近年では、２０００～２００１年に1～2歳児に集中した大流行が起こった。

一本鎖ＲＮＡウイルスでエンベロープをもつ麻しんウイルスは、数少ない空気感染をするウイルスで、幼稚園や小学校では、誰かが麻しんにかかると、クラスのワクチン未接種児童の間で一気に広がることが常であった。当然、自然界に存在するウイルスにより感染していくので、症状も強かったが、回復後は非常に強い免疫が育っていた。

この強い免疫力は、健康を回復し、麻しん治癒後は学習した免疫細胞の一部を記憶細胞として残し、もう必要がなくなった残りのほとんどの免疫細胞は撤退させる。その免疫記憶細胞も、次の活躍の場がなければ徐々に活性が低下していくのであるが、自然界で時々流行が起こっていた時代では、多くの感染経験者は、少なくなってきた免疫記憶細胞が、流行している麻しんウイルスで刺激される機会があった。このブースト刺激で、再び免疫細胞が爆発的に増え、免疫力を高い状態で維持できていた（図17参照）。

（２）麻しんの発症

麻しんウイルスに感染すると、10～12日の潜伏期の後に発熱、咳の症状で発症する。38℃前後の発熱が2～3日続き、その後倦怠感を感じるようになり、鼻水やくしゃみ、それに光を眩しく感じるなどの症状が出るようになる。乳幼児が感染すると、下痢、腹痛などの消化器症状が見られる。麻しんの特徴的な臨床症状として、口の中の、頬の裏側にやや隆起した小さな白色の斑点（コプリック斑と呼ばれる）が出現する。

感染後は、いろいろな合併症を起こす。これは麻しんウイルスが免疫を担う全身のリンパ組織を中心に増殖し、免疫機能を抑制するためである。感染初期のころには、ウイルス性肺炎の原因になる場合がある。主な症状から回復したころにリンパ球機能の免疫力低下により、肺炎球菌やインフルエンザ菌など、二次感染による細菌性肺炎を起こす場合がある。そのほか、細菌性の中耳炎も見られる。重症例として、0・1％程度で脳炎が見られる。麻しんウイルス感染後7～10年で、中枢神経疾患（知能障害や運動障害）を伴う難病である「亜急性硬化性全脳炎（ＳＳＰＥ）」が稀に（10万人に1人）発生する。

麻しんに対するワクチンが1回だけの場合など、免疫をもっているが不十分な場合には、非典型的な軽症の症状で発症する場合があり、これを「修飾麻しん」と呼んでいる。コプリック斑も見られず、臨床的に風しんと間違える場合もある。

解熱した後3日を経過するまでは登園・登校は禁止である。ただし、病状により感染力が強いと認められたときは、さらに長期に及ぶ場合がある。

（3）風しん

風しんは、三日ばしかといわれるように、麻しんに比べると症状も軽い。「はしか」とは麻しんのことで、三日ばしかは麻しんに似た症状であるが、3日で症状が治まるほど軽症であるという意味である。潜伏期は約14～21日である。麻しんほど広範囲ではないが、類似の発疹が出現する。臨床症状のみでは診断が難しい。

ここで症状が軽いと読んだだけで、読書を終えると危険である。風しんの真の危険性を知るために第5章と第6章も読んでいただきたい。

日本では１９００年代前半までは大規模な流行

があったが、小児への定期接種で流行は見られなくなっている。風しんウイルスは一本鎖RNAウイルスでエンベロープをもつ。上気道粘膜から排出されたウイルスが飛沫により伝播する。

麻しん、風しんともにワクチン接種が不十分なままの成人であれば、成人になってからでも接種することが必要である。

発疹が消失するまで、登園・登校は禁止である。

●水痘（水ぼうそう）は、2回の予防接種で感染回避

水痘（水ぼうそう）の原因となる水痘帯状疱疹《すいとうたいじょうほうしん》ウイルスは、ヘルペスウイルス科のDNAウイルスである。初感染の後、知覚神経節に潜伏感染する。ウイルスは気道粘膜から侵入し、鼻咽頭やリンパ節で増殖し、感染後4～6日で一次ウイルス血症（ウイルスが血流に侵入し、全身へと移動する）を起こす。その後、他の器官、肝臓、脾臓などにウイルスが広がり、そこで増殖し二次ウイルス血症を起こして、皮膚に水疱を作る。この発疹出現の1～2日前から出現後4～5日、あるいは痂皮化《かひか》（かさぶた状）するまで感染力がある。

1970年代に日本で開発された水痘ワクチンが2014年10月から定期接種化され、患者数も激減している（図24）。水痘ワクチンも生ワクチンであり、2回の接種が必要である。

子どものときに感染した自然界の水痘帯状疱疹ウイルスは、回復した後もからだに取りついている。生涯にわたって取りつき、高齢になってからの帯状疱疹を発症する原因になる。一方、この水痘ワクチンの弱毒ウイルスに感染しても、自然界の

ウイルスに感染した場合と異なり、ウイルスが知覚神経節に潜伏することはほぼないと考えられており、高齢になっても帯状疱疹の発症はほぼなくなると考えられている。

空気感染と接触感染が主な感染経路になるので家庭内でも広がりやすい。治療には核酸アナログ製剤であるアシクロビルなどの抗ウイルス薬を用いるが、患部の乾燥を促進し、感染を抑える効果を期待して石炭酸亜鉛華リニメントなどの外用薬も用いる。

すべての発疹が痂皮《かひ》化し、回復した後は、登園・登校が可能となる。

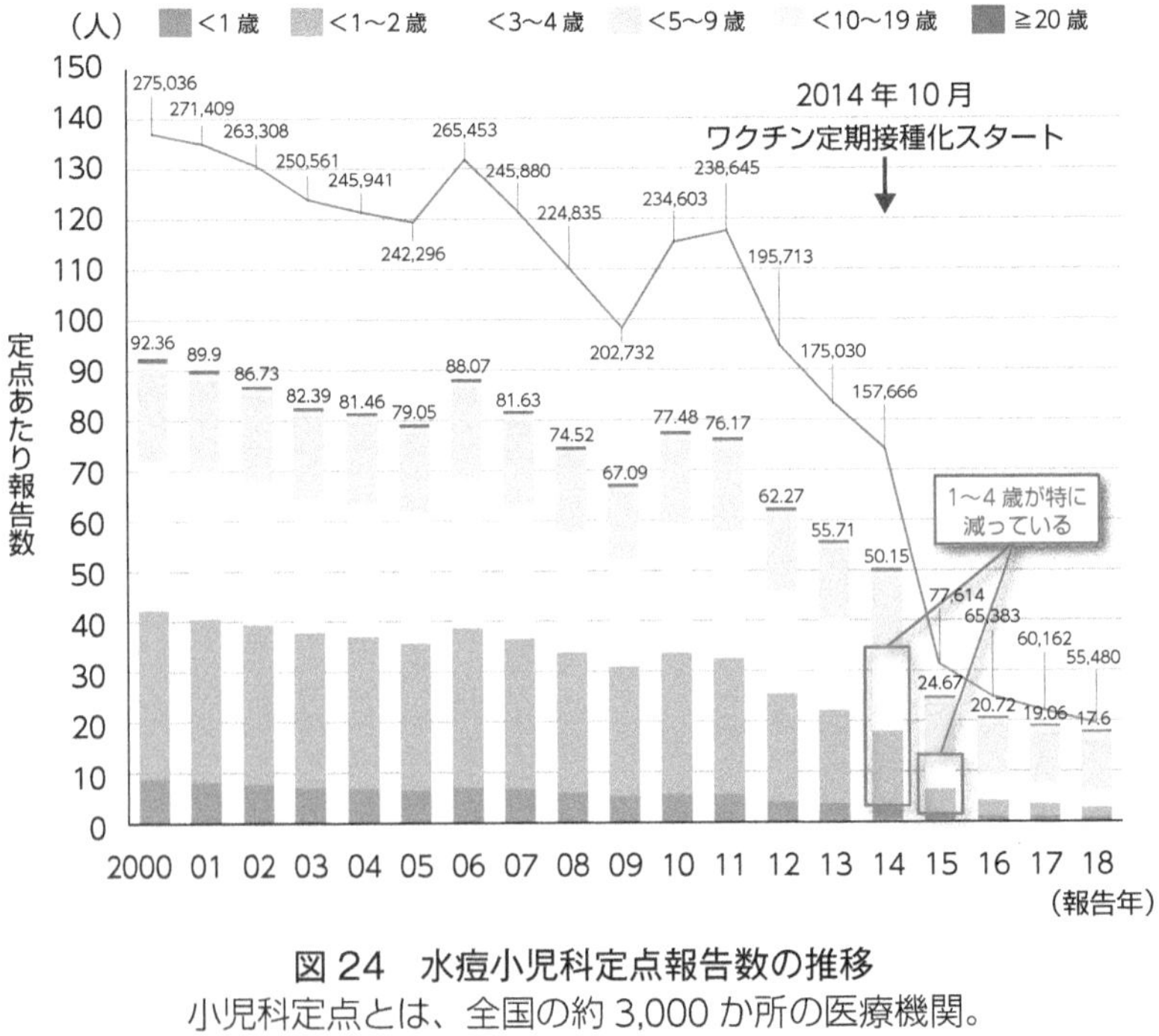

図24　水痘小児科定点報告数の推移

小児科定点とは、全国の約3,000か所の医療機関。

[感染症発生動向調査　2019年10月4日暫定値]

◆感染症講座◆帯状疱疹は水痘（水ぼうそう）と同じウイルスが原因

帯状疱疹は、我慢できないほどの強い痛みを伴う病気である。皮膚に肌荒れのような、かぶれのような赤い発疹ができ、その後は水ぶくれ（水疱）が出てくるが、やがてかさぶたになり、２～４週間ほどするとかさぶたが取れて最後には赤い斑点となり、治癒する。80 歳までに３人に１人が経験し、稀に数回かかる人もいる。

そもそも帯状疱疹の原因は、小さいときに感染した水痘の原因ウイルスである。このウイルスは、水痘帯状疱疹ウイルス（VZV）で、ヒトのヘルペスウイルスのひとつである。

小さいころに感染し、水痘を起こした VZV は、水痘から回復した後もからだの中の神経細胞の中に潜み続けている。その知覚神経節に潜んでいるウイルスは、青年、そして成人になるまでからだの中の免疫細胞に抑え続けられている。そして、更年期（女性にも男性にもある）から高齢になって免疫力（特に、細胞性免疫の力）が落ちてくるのを待っている。免疫力が弱まり、免疫細胞による抑圧力が低下したときに暴れ始め、ウイルスがどんどん増えてきて（再活性化）、痛みや違和感、時にはかゆみも感じられるようになり、赤い発疹が現れる。

個人差もあるが、発症から２週間ぐらい痛みが続き、時には皮膚症状が治まった後も痛みが持続することがあり、帯状疱疹後神経痛になる場合がある。この状態になると、人によっては数か月から数年もの間、神経痛に悩まされることになる。

●流行性耳下腺炎（おたふく風邪）も、予防接種で感染回避

流行性耳下腺炎（ムンプス）の主な症状は発熱と唾液腺《だえきせん》（耳下《じか》腺、顎下《がくか》腺、舌下《ぜっか》腺）の腫れ、痛みである。この腫れの見た目が、おたふくのお面のようになることから、おたふく風邪とも呼ばれる。小児に多く発症する。

ムンプスウイルスは、パラミクソウイルス科のウイルスで、エンベロープをもつ一本鎖ＲＮＡウイルスである。

感染経路は、飛沫感染と接触感染である。感染すると鼻・喉などの粘膜、首などのリンパ節で増殖し、血液によって全身に運ばれて広がる。ムンプスウイルスが唾液腺に感染すると、唾液腺ではウイルスを排除するために免疫機能が働き、結果的に炎症が起こり、唾液腺のある顔の周りが腫れる。潜伏期が2～3週間と長い。耳下腺の腫れは片側だけのことや両側のこともあり、1週間から10日ほど続く。この腫れが認められ始める1～2日前、そして腫れが認められる期間は人にうつしやすい。乳児では不顕性感染が約30％も存在する。このような不顕性感染状態でも、唾液中にはウイルスが排出されているので、感染拡大を起こしやすい。腫れがある間は、人に接近しただけでうつしてしまう可能性がある。

無菌性髄膜炎、難聴、脳炎、脳症、精巣炎、卵巣炎などの合併症をきたすことがあり、ワクチンの接種（任意接種）が勧められている感染症である。１９８９年に麻しん、風しんと合わせたＭＭＲワクチンが導入されたが、おたふく風邪の副反応が強すぎるとして１９９３年に中止され、現在は定期接種化されていない。有効な抗ウイルス剤

が開発されていない現状では、集団生活に入る前にワクチンを接種しておくことが、現在最も有効な感染予防法である。

●インフルエンザは小児、青年に限らないが…

そもそもインフルエンザウイルスは、足に水かきのあるカモやアヒルなどの水鳥に感染する。長い間感染し続け、水鳥では共存関係ができており病気になることはない。ニワトリやブタへの感染も起こり、ヒトのインフルエンザウイルスのほとんどはニワトリやブタから来ていることが多い。インフルエンザは、季節性インフルエンザウイルスと総称されるウイルスによる呼吸器系の感染症である。毎年流行する時季が限られており、これをシーズン（季節性）といっているので、季節性インフルエンザとも呼ばれている。

耳下腺、顎下腺、または舌下腺の腫れが見つかってから5日を経過し、かつ全身状態が良好になると、登園・登校が可能となる。

インフルエンザウイルスにはA型、B型、C型がある（図25）。A型はヒト以外にも感染するため変異が多く、B型はヒトにのみ感染するので変異が少ない。C型は、変異を起こすことが少なく、一度免疫を獲得すると、一生、その免疫で守られるといわれており、重症になることがほとんどない。なので、毎年の流行で問題になるのはA型とB型ということになる。

ヒトに感染するインフルエンザウイルスのうちより重要なのは、A型のH1N1pdm09型とH3N2型、そしてB型のビクトリア系統と山形系統の4

種類があり、ワクチンにはこれら4種類が入っている。生後6か月～13歳未満は1シーズンで2回のワクチン接種が勧められている。このワクチンは皮下に接種するもので、血液中にインフルエンザウイルスの重症化を防ぐ抗体が作られる。鼻の粘膜に噴霧するワクチンが開発されれば、呼吸器系である喉へのウイルスの感染を防ぐことができるようになる。

2019年末に出現した新型コロナウイルス感染症（COVID−19）対策として、マスク着用や手洗いが徹底された結果、2019～2020年シーズンのインフルエンザの患者数は例年の半分程度に

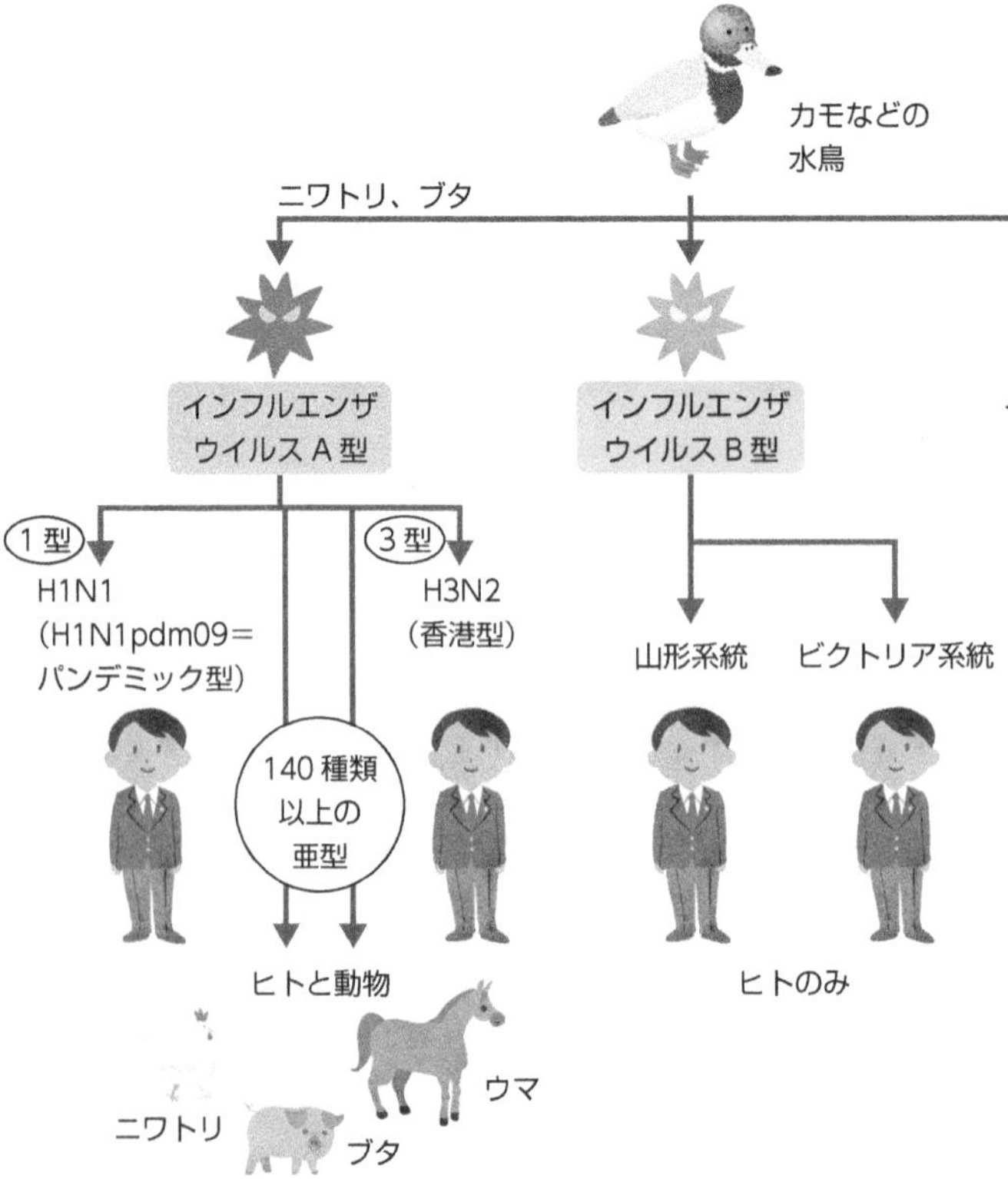

図25　インフルエンザウイルスの種類

抑えられた（２０２０～２０２１年シーズンは、２０２１年2月時点で昨シーズンの１０００分の1以下に）。インフルエンザ以外の、ウイルス性や細菌性の呼吸器系、腸管系のいろいろな感染症患者数も、このCOVID–19発生以降、軒並み大きく減少している。この結果からも明らかなように、飛沫感染や接触感染によりうつる感染症の多くは、このような基本的な衛生上の習慣によって大きな効果が期待できる。

幼児の集団でも、感染予防のために、頻回に手洗い（できれば石鹸を用いて）をし、流行時期はマスクを着用することが大事である。

●インフルエンザウイルスと、ワクチンを詳しく見ていこう

(1) インフルエンザウイルス

インフルエンザウイルスの表面に存在するA型のヘマグルチニン（ＨＡ）たんぱく質は16タイプあるが、ヒトの間で流行しているのは1型と3型の2種類である。このほかに、ノイラミニダーゼ（ＮＡ）たんぱく質もウイルス粒子表面に存在する。宿主細胞に感染したウイルスが宿主細胞内で産生され、大量のウイルス粒子が宿主細胞から外に飛び出すときに、ウイルス粒子表面のＨＡ成分と宿主細胞の受容体（レセプター）が結合して、細胞表面にウイルス粒子がつながれた形になってしまう。ところが、ＮＡたんぱく質がその結合を切断するので、ウイルス粒子はフリーとなって次の細胞に取りついてさらに大量のウイルスを作ることが可能となる。

抗インフルエンザ薬の多くは、このＮＡの作用

を遮断するために働くので、ウイルスの産生が抑えられ、よく効く薬ということになる。NAたんぱく質は9タイプ存在する。つまり、HAの16タイプとNAの9タイプで、理論上、16×9＝144種類の型ができることになる。2009年のパンデミック型インフルエンザはメキシコ発のブタ由来のウイルスで、HAがH1、NAがN1を組み合わせたH1N1型であったことからH1N1pdm09と名付けられた（詳しくは139頁）。HAがH3、NAがN2のウイルスはH3N2型（香港型）と呼ばれている。

(2) インフルエンザの流行

ヒトのインフルエンザは、数十年ごとに世界規模の流行型、いわゆるパンデミック型（pdm）が出現し、それらが季節性インフルエンザとなっている。このような流行型の交替が繰り返されている（図26）。

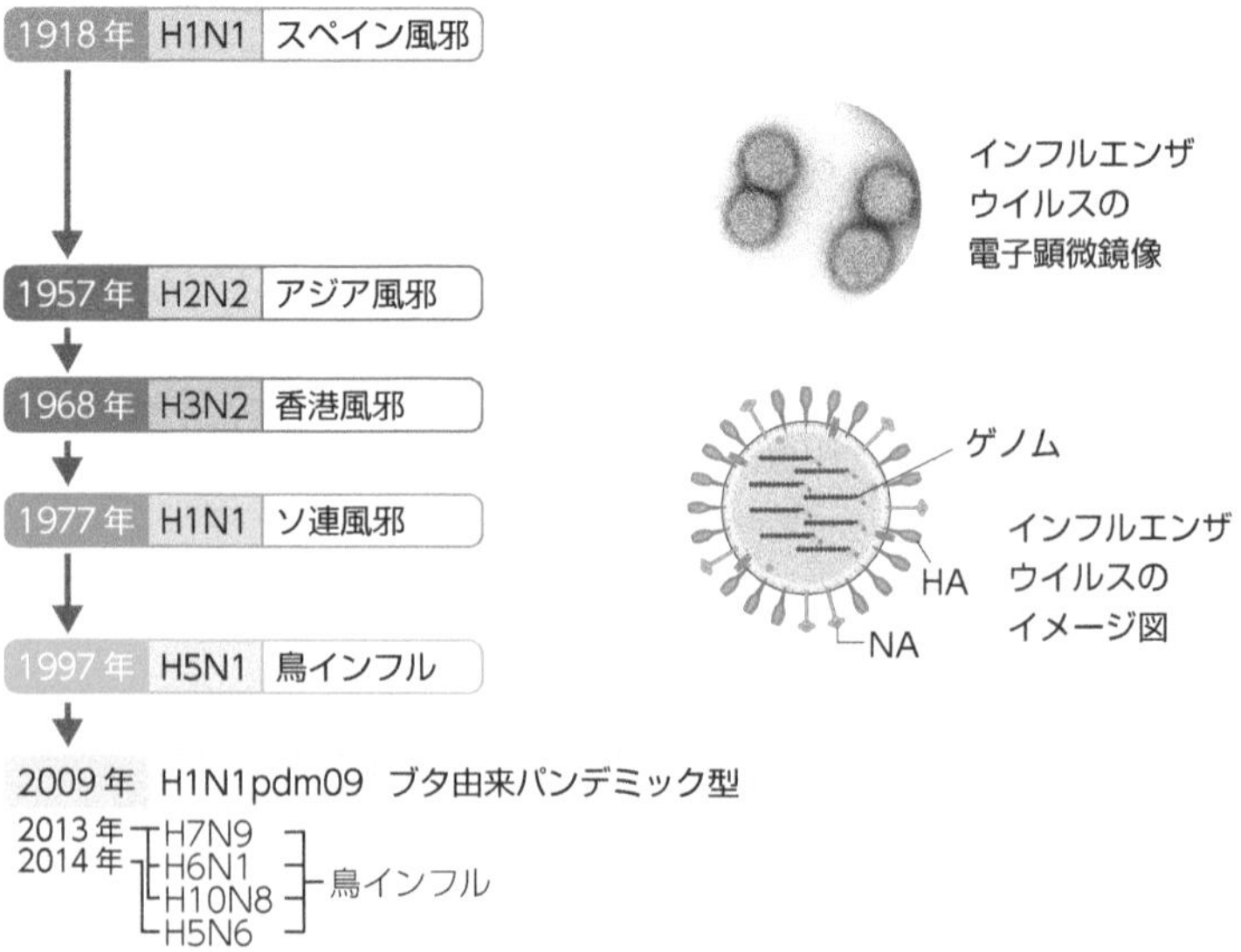

図26　インフルエンザの流行
［写真：国立感染症研究所］

現在、ヒトの間ではやっているウイルスは、パンデミック型のH1N1pdm09と、香港型のH3N2型である。さらに、B型に属するウイルスにも2種類（ビクトリア系統と山形系統）が、ヒトの間ではやっている。毎年11月下旬から12月上旬にかけて始まり、ピークは1月下旬から2月上旬にかけて見られ、3月ごろまで続く。年によっては、4月から5月ごろまで見られることもある。まず、A型からはやり、途中からB型が多くなっていくパターンが多い。

このようにヒトの間で流行している季節性インフルエンザウイルスは4つのタイプが存在するが、長い間、季節性インフルエンザワクチンとして、H1N1とH3N2の2つのA型と、B型のビクトリア系統か山形系統のどちらかを合わせた、3つのタイプが含まれるワクチンであった。しかし、B型の予測が外れる場合が多いということで、

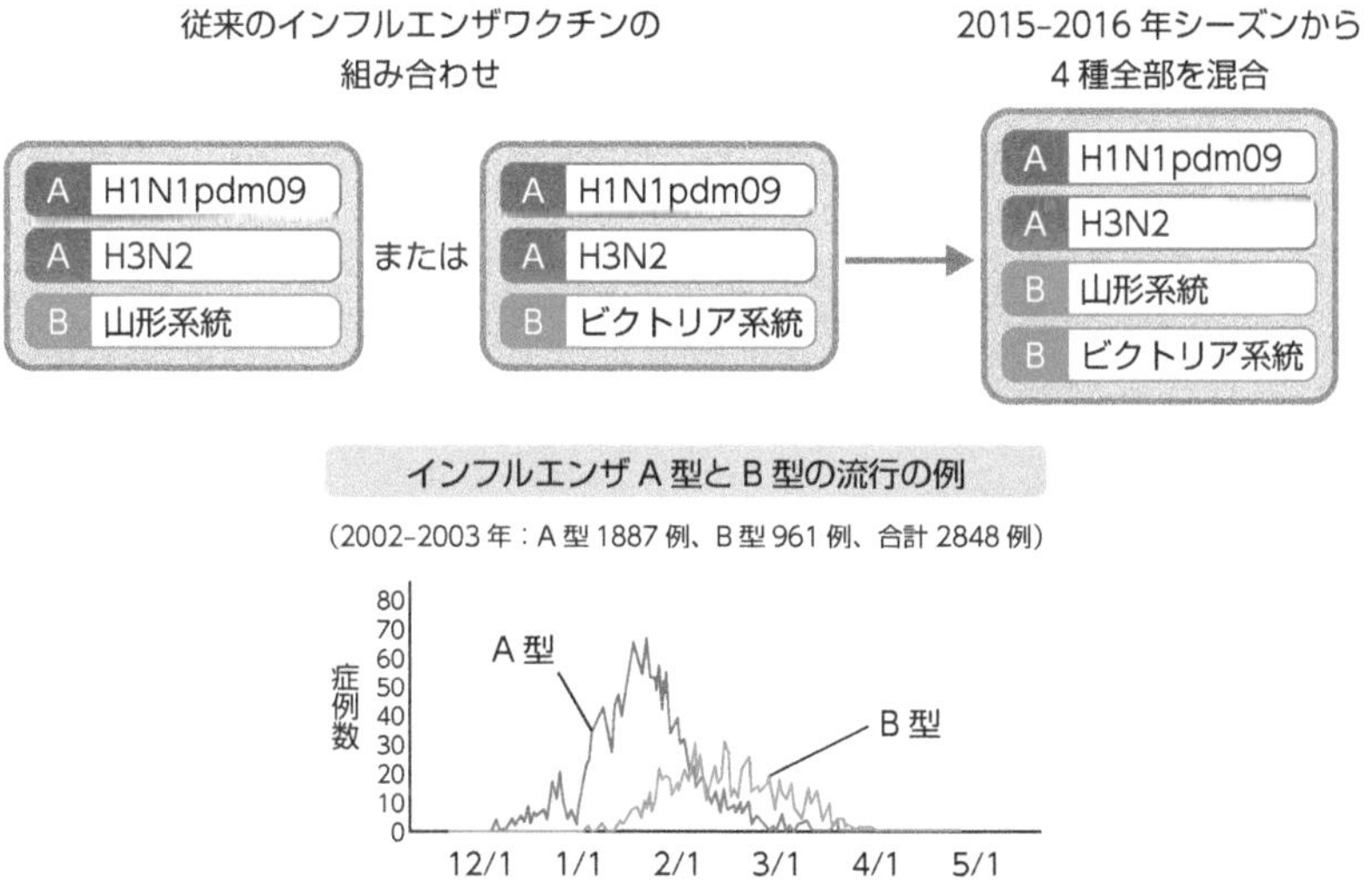

図 27　ワクチンに含まれるインフルエンザウイルスの種類
［2002-2003 年例データ：日本臨床内科医会］

２０１５～２０１６年のシーズンから、Ｂ型のビクトリア系統、山形系統の２系統にＡ型を含め、全部で４つのタイプすべて入ったワクチンになっている（図27）。

(3) インフルエンザワクチンの有効率

インフルエンザワクチンの有効率は毎年の話題であるが、図28に示した式によって計算されている。すなわち、ワクチンを接種していない人たちに比べて、ワクチンを接種すると、発病（感染後に症状が出ること）を抑える程度は何％であるかが示されている。

(4) インフルエンザワクチンの製造

最近のインフルエンザワクチンの生産において世の中を騒がせていることとして、毎年、ワクチンの供給が足りるのか、という点がある。インフルエンザワクチンの量

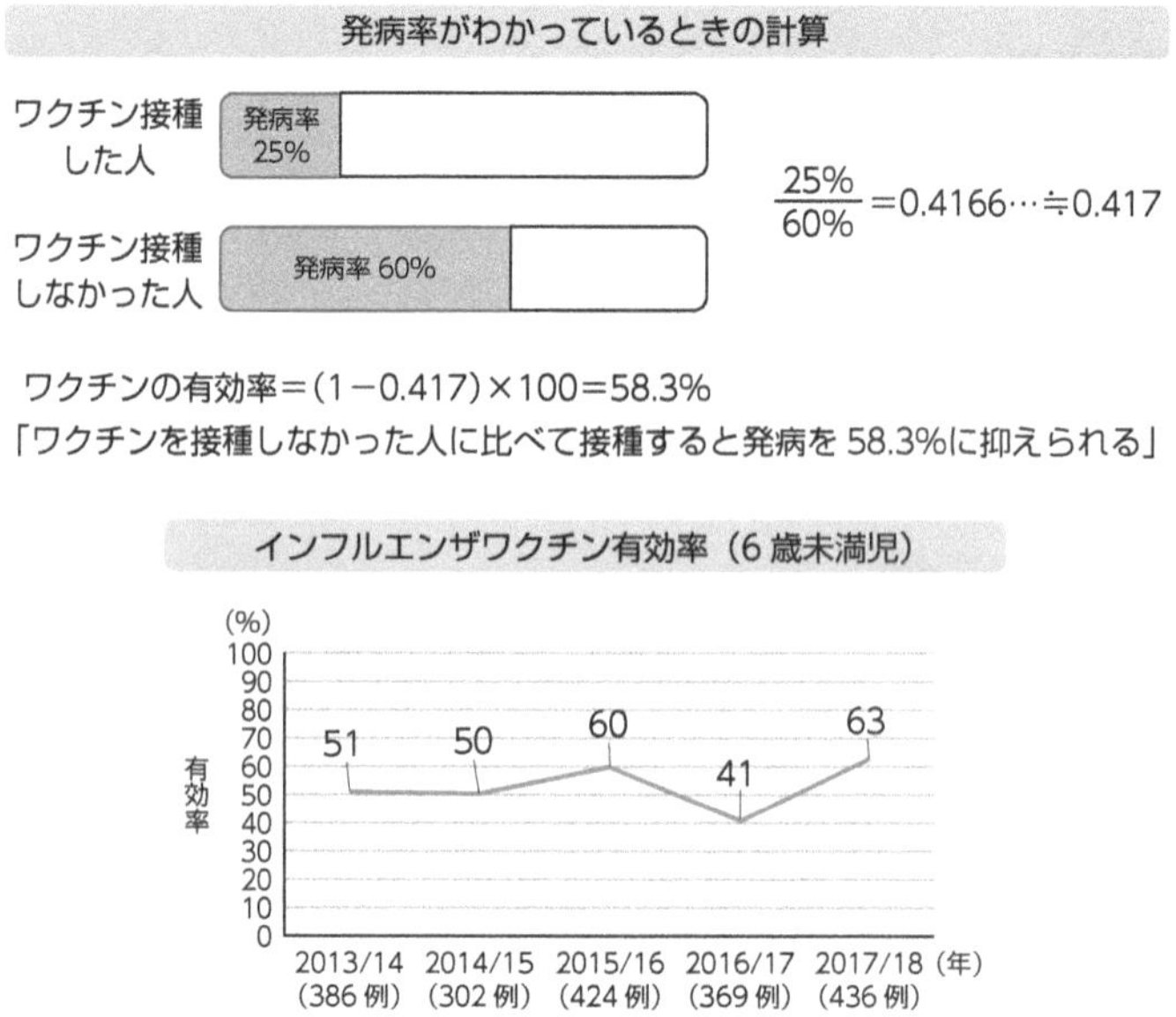

図28　インフルエンザワクチンの有効率
［グラフデータ：厚生労働省研究班］

産に貢献しているのが発育鶏卵（ヒヨコに育つ受精卵）であるが、次のシーズンに向けてインフルエンザウイルスの4種類のタイプの増殖を試みたときに、思ったほど増えないものが出始めた。それは、香港型H3N2型である。現在、このタイプが発育鶏卵法で増えるかどうかが、ワクチンメーカーの心配の種になっている。世界的な傾向として、細胞培養法で増やす系への転換の、検討を始めているメーカーが増えている（図29）。細胞培養法とはタンクの中でインフルエンザウイルスを効率よく増やすことができる細胞を使う方法で、各社で異なる。ただ、どうし

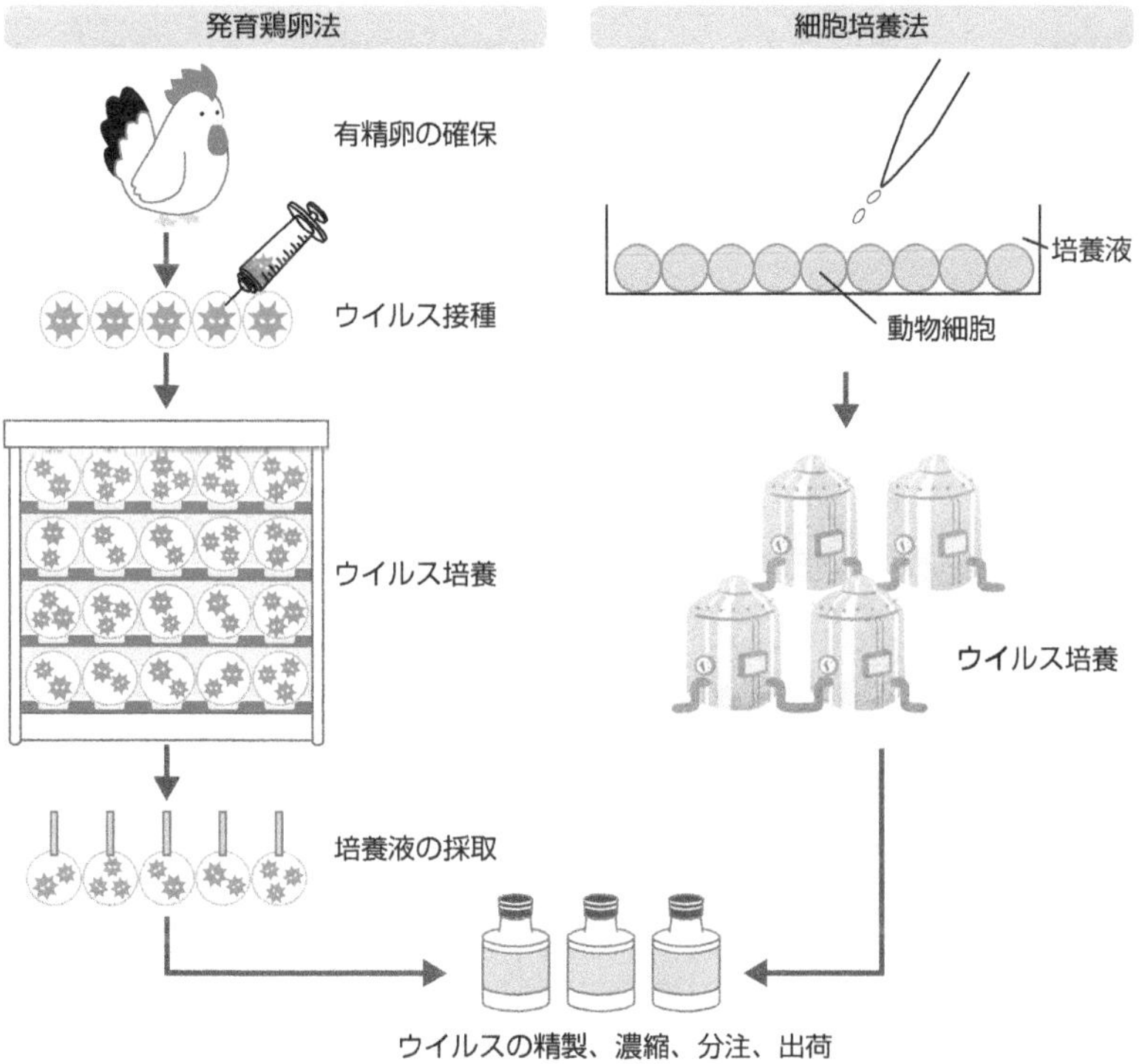

図29　インフルエンザワクチン製造

ても発育鶏卵に比べると製造コストが高くつくようである。この点が発育鶏卵法から細胞培養法に転換できるかどうかのポイントとなっている。

　インフルエンザワクチンについては第6章で詳しく説明したい。

◆感染症講座◆インフルエンザ治療薬

　1998年にわが国でも抗A型インフルエンザ薬としてアマンタジンが認可された。アマンタジンはB型ウイルスには効かない。その後ノイラミニダーゼ阻害薬（商品名では、「タミフル」「リレンザ」「イナビル」「ラピアクタ」）が保険に収載された。ノイラミニダーゼ阻害薬はA型にもB型にも有効である。2019年には「ゾフルーザ」も発売された。対症療法として、解熱剤、特にアスピリンは、小児への使用は原則禁忌である。また、インフルエンザ脳症の悪化因子として、非ステロイド系解熱剤のうちジクロフェナクナトリウム、メフェナム酸は同じく小児には基本的に使用しないように、とされている。解熱剤が必要な場合は、なるべくアセトアミノフェンを使用する。

第5章 思春期・青年期で気になる感染症
——性感染症と妊娠

直樹　最近、私の次女（22歳の大学生）に彼氏ができたこともあって、若者の間の性感染症が気になっているのですが。

かかりつけ医　性感染症にはいろいろあります。主なものとしてエイズ、梅毒、クラミジア感染症、淋病、性器ヘルペス、尖圭コンジローマなどですかね。

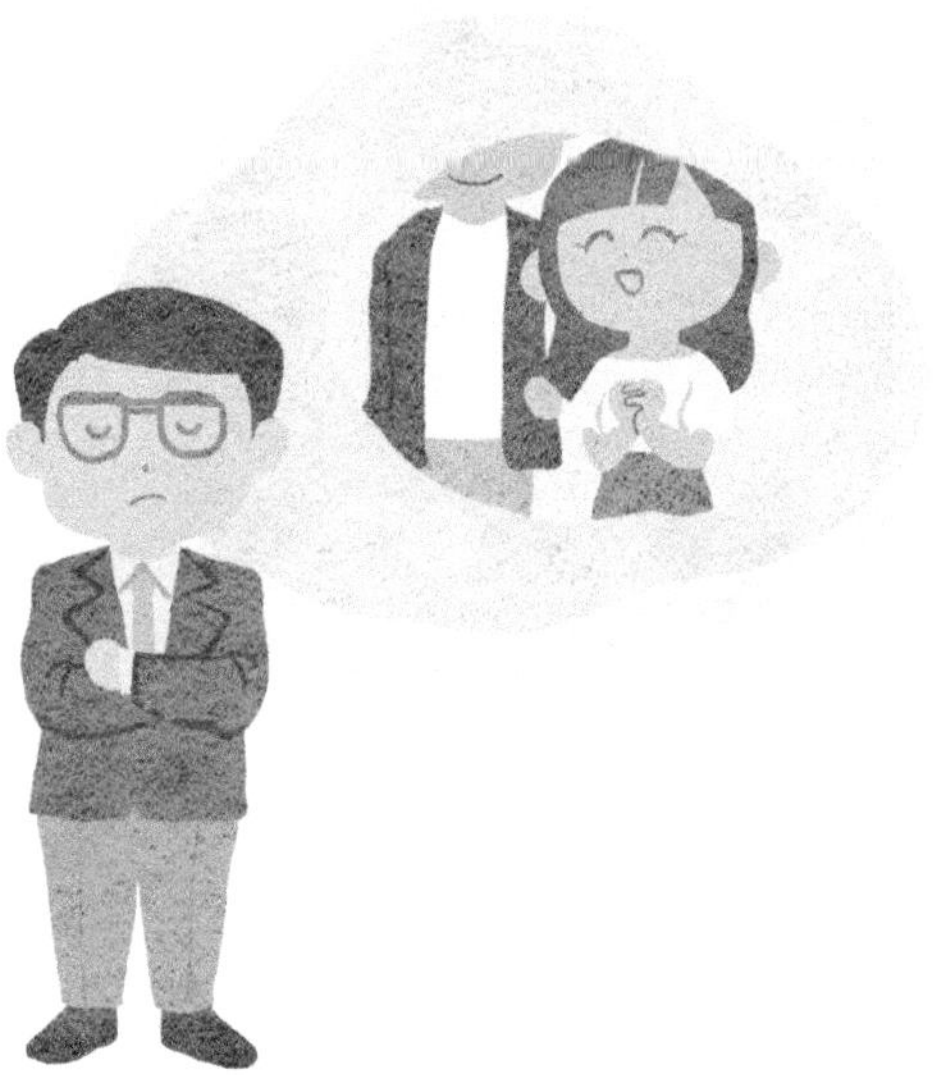

子どもが成長してセックスを経験するようになると、性感染症の問題が心配である。コンドームというと、避妊のためと思う若者がほとんどのようであるが、「もうひとつ重要な性感染症のことを忘れていませんか？」と問いたい。

●エイズの原因が、ウイルスだったという衝撃

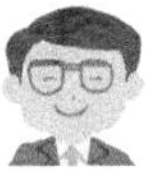
直樹　エイズはどんな病気ですか？　私の若いころにはやったと思うのですが。

かかりつけ医　ＨＩＶと呼ばれるウイルスに感染すると、免疫にかかわるリンパ球が徐々に殺され、最終的に免疫の機能が抑えられて不全の状態になってしまう病気です。

エイズというのはＡＩＤＳと書き、後天性免疫不全症候群と名づけられている。１９８１年に、アメリカから報告があった病気で、はじめはホモセクシャルの人や麻薬の常用者などが多く発症し、原因が特定できない奇妙な病気とされていた。何が原因なのか、感染症かどうかもわからず、あらゆる可能性が検討された。

２年経ってやっと、１９８３年にウイルスがその原因であると、フランスのパスツール研究所から報告があった。動物の世界では血液のがんである白血病の原因となっているレトロウイルス科の仲間のウイルスであった。

ヒトにもそのようなレトロウイルス科のウイル

スが存在していることは、日本とアメリカそれぞれで見出されていた。成人T細胞白血病（ＡＴＬ）の原因となっている成人T細胞白血病ウイルス（日本でこのように命名された）である。アメリカで先にこの種のウイルスの報告があったことから、正式名称はヒトT細胞白血病ウイルス１型（HTLV-1）となった。エイズの原因ウイルス発見の少し前のことである。

（1）エイズの発見

ＷＨＯ（世界保健機関）から天然痘の根絶宣言が行われたのは、イギリスのエドワード・ジェンナーによる種痘法（牛痘ワクチン）の発見からほぼ２００年経った１９８０年のことである。そのころは、細菌感染症に対してよく効く抗生剤が次々と開発され、順次抑え込みに成功していた。このように、もうこの地球上では、感染症は問題ではなくなり、次の研究のターゲットは「がん」ではないだろうか、と思われていたころである。実際、日本で国からの科学研究費も「がん」、その次に「生活習慣病」へと多様化していった。このように感染症は過去のものというころに、世界中でエイズと名づけられた病気で亡くなる人が相次ぎ、「この強烈な病気の原因がウイルスの感染である」と新しく発見されたことで、多くの人に衝撃を与えた。

テレビでも連日、繰り返しこの新しい性感染症のことを報道していた。そのころは、皆がエイズという病名やその原因ウイルス（ＨＩＶ、ヒト免疫不全ウイルス）のことに詳しくなり、皆が評論家であった。ちょうど今、新型コロナウイルス感染症がそうであるように。

（2）ＨＩＶ感染

ＨＩＶ感染は、粘膜（腸管、膣、口腔内など）や血管に達するような皮膚の傷（針刺し事故など）

で起こり、傷のない皮膚からは感染しない。そのため、主な感染経路は「性的感染」「血液感染」「母子感染」であり、他のウイルスの感染経路とは異なる。

性的感染では、精液や膣分泌液に含まれるＨＩＶが粘膜の傷から侵入することで感染する。発見当初、男性同性間の性的感染が多かったのは膣や口腔の粘膜が重層であるのに比べ、腸管粘膜が単層で傷つきやすかったことがあげられる。

血液感染は、輸血、注射器・注射針の共用による薬物の回し打ち、針刺し事故などで、感染血液が他者の血管中に侵入することにより感染する。

母子感染は、胎内感染、出産時の産道感染、母乳からの感染がある。

ＨＩＶは血液、精液、膣分泌液などに多く含まれる免疫細胞に存在するため、それらに触れないようにすることが重要な感染予防となる。ＨＩＶ感染を防ぐには、性行為時に必ずコンドームを使用することが大切になってくる。

（3）持続感染

ＨＩＶに感染すると、感染の当初は軽い風邪様の症状で、単に風邪を引いたかな、という程度で経過している。インフルエンザのような、通常の感染症であれば、感染直後の急性期に咳が出たり、高い熱が出て、その後はもう症状が出ることはなく、完全に回復する。エイズの場合にも、感染初期は同じような経過をたどるが、異なる点は、免疫が上がり、回復したかに見えた後である。ごくごく一部のウイルスは宿主の細胞に入り込み、その後もずっと継続して、死ぬまで持続感染の状態に入る。すなわち、からだから完全に排除されないで残ったままになるのである。

ＨＩＶの場合の持続感染とは、一部の感染細胞は少量のウイルスを出しながら、そのウイルスを

◆感染症講座◆エドワード・ジェンナー

天然痘《てんねんとう》のワクチンとして、イギリスの医師、エドワード・ジェンナーは、ウシの乳房にできる膿疱《のうほう》の原因となっている牛痘ウイルスを用い、ヒトの天然痘の予防に有効であることを実証した (図 30)。膿疱とは、ウイルスに対して、攻撃のために集まってきた大量の免疫細胞がウイルスと戦い、ここで死滅し、膿となり、それを包み込む形で皮膚にできる皮疹である。1798 年、今から 200 年以上も前のことである。

ジェンナーの故郷であるイギリスのバークレーは、今でも牧歌的で、ウシの飼育が盛んなところである。当時、ヒトに天然痘が流行していたが、ウシの乳搾りの女性は、それにかかっていないという事実があった。そしてそのような女性が手の甲に牛痘ウイルスによる膿疱を作っているなどの点から、ジェンナーは牛痘ウイルスがなんらかの理由で天然痘の発症を防いでいるのではないかと考えるようになった。そこで、牧童のジェームス・フィップス少年に、まず、この牛痘ウイルスを接種し、その何日か後に天然痘ウイルスでの感染（今でいう、攻撃実験）を行い、見事にその予想を実証した。その後は、自分の息子にも試みている。この方法は種痘法と呼ばれた。

この牛痘ウイルス接種により天然痘という極めて致死率が高い感染症を、この地球上から根絶することができた。この成功の理由として、いくつかの点があげられる。

1 点目は、牛痘ウイルスのワクチン効果が高かったことである。牛痘ウイルスは、天然痘を排除するのに有効な強い免疫力を誘導し、しかもヒトに対して安全なウイルスであった。

2 点目は、この天然痘ウイルスは、ヒトだけに感染症を起こし、動物には感染しないことである。

さらに 3 点目は、この天然痘は典型的な、急性の感染症を引き起こし、その急性期には大量のウイルスを作って強い症状を発するが、その急性期が終わると、このウイルスに対する強い免疫が誘導される。急性期に多くの人が死亡するが、それを乗り越えて生き残った人には、このウイルスに対する強い免疫が作られている。したがって、もう二度とこのウイルスに感染することはないし、周辺の人にうつすこともない。

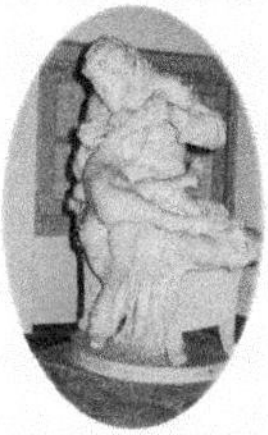

1798 年　種痘法（最初のワクチン）開発

1901 年　黄熱ウイルス（最初のヒトのウイルス）発見

1980 年　WHO 天然痘根絶宣言

1）有効なワクチン
2）ヒトのみが感染の標的
3）感染が一過性（持続感染しない）

図 30　エドワード・ジェンナー
(Edward Jenner、1749-1823)
[モンテベルデ作、ジェンナーが種痘法を行っている大理石像。1878 年]

増やしている宿主の細胞も生きている「慢性感染」、そして多くは感染していても表に姿を現さない「潜伏感染」のことである（図31）。この持続感染の期間は、ウイルスが表舞台から隠れ、宿主に特別な悪さをしないので、なんの症状もなく実に10年以上（今では治療薬の開発で、この期間は飛躍的に伸びている）も経過する。この状態の人を、無症候性キャリアと呼ぶ。しかし、この期間も見かけ上は何もなさそうに見えるが、ＨＩＶは感染した宿主のからだの中で、免疫に中心的な役割を演じているヘルパーＴリンパ球にしっかりと取りついて、徐々にそのリンパ球の数を減らし続けている。

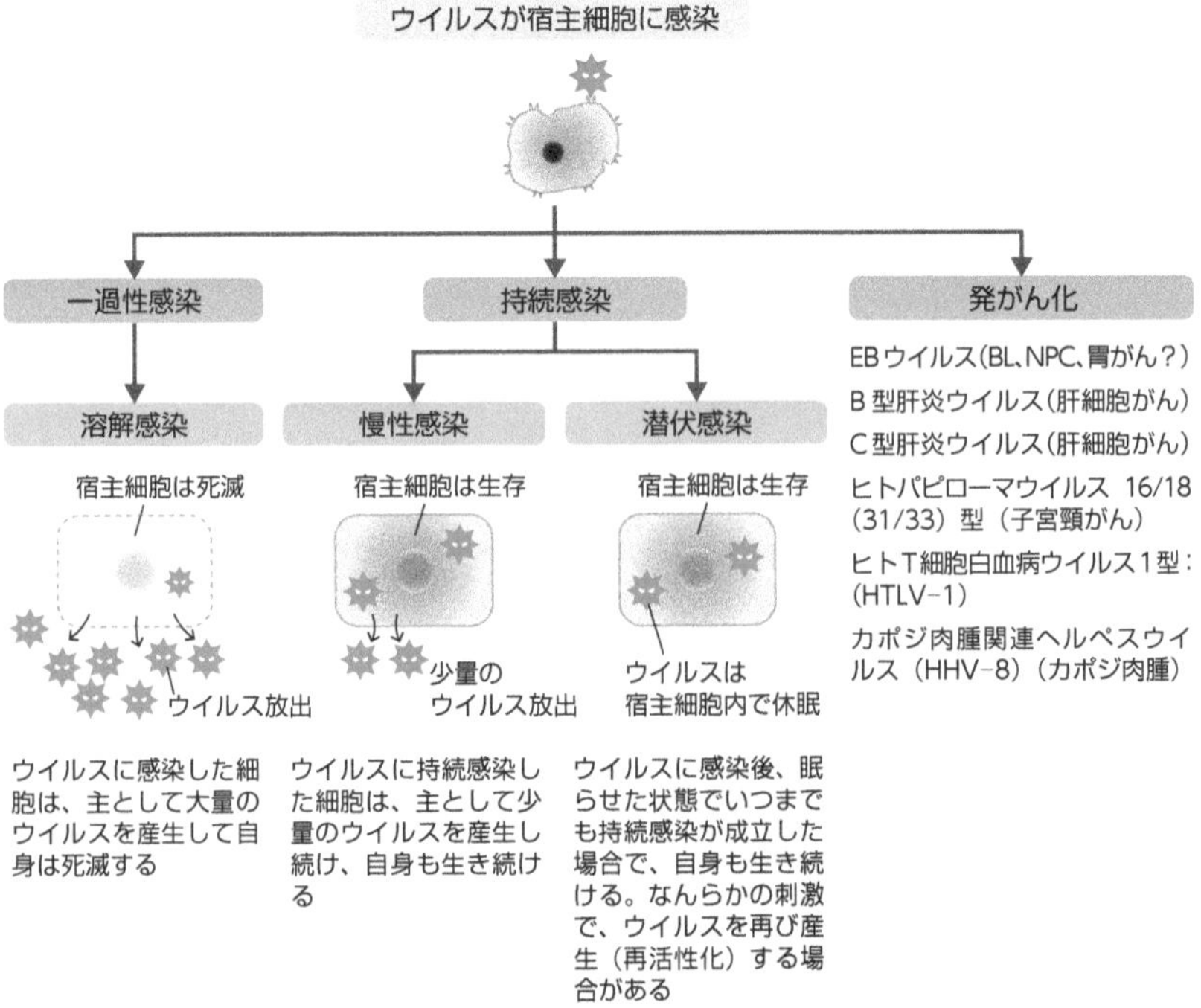

図31　ウイルスの感染様式
EBウイルスの胃がんへの関与はまだ仮説の段階のため、？を付している。

◆感染症講座◆緒方洪庵

ジェンナーの種痘法は、世界中で天然痘を予防できる生ワクチンとして使われ、日本にも入ってきた。日本では、江戸時代後期に大坂にあった緒方洪庵（1810-1863）の適塾（大阪大学のルーツ）で扱い、「除痘館」として広くワクチン接種が行われていった。現在北浜にある適塾は、緒方洪庵が1838年に大坂・船場に開いた蘭学の私塾が移転してきたもので、現存するわが国唯一の蘭学塾の遺構（国の重要文化財）である。

その近くの大阪・道修町《どしょうまち》は薬問屋の町で、今でも大きな製薬会社が軒を連ねている。

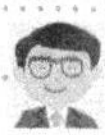

直樹　緒方洪庵って大阪の人だったんだね？

直樹の友人　ここに近いとこに住んでた人や。江戸時代後期の武士（岡山の足守藩士）の出で、虚弱体質やったから医師になり、蘭学者にもなった人や。大坂に適塾ってのを開いて、福澤諭吉に大村益次郎、橋本左内やら、幕末から明治維新にかけて活躍した大勢の偉い人を育てはったんや。

直樹の友人の奥さん　全国から集まった優秀な塾生たちが寄宿した大部屋のまん中に立っている柱に、血気盛んな塾生たちがつけた無数の刀傷が残っているから、見に行きましょうか。

大阪大学医学部出身の漫画家・手塚治虫の作品『陽だまりの樹』には、江戸末期に天然痘予防のために種痘を行っていた除痘館で、緒方洪庵に師事した手塚良庵（手塚治虫の曾祖父）などが、江戸小石川に開いた種痘所での様子などが描かれている。現在、除痘館跡は、現存する適塾の一筋南の緒方ビル４階に無料で入場可能な資料室がある。

世界中の隅から隅までワクチン接種が実施され、ついに種痘法開発からほぼ200年後の1980年に、WHOが天然痘根絶宣言を行った。何千年も人々を苦しめてきた感染症をこの地球上から、人類が初めて、排除することに成功したまさに第一号である。その後は、ポリオの根絶、さらに麻しん、そして風しんに対しても、この地球上からの排除を目標に掲げてWHOの戦いが続いている。

（4）エイズ発症

ヘルパーTリンパ球が、宿主の健康を維持できるぎりぎりの数を下回ると、ついにエイズの発症となる。宿主の免疫の状態をうかがいながら身を潜めていた数々の細菌やウイルス（健康体では、なんら病気を起こせないほどの弱いもので問題がない）が、HIVのせいで免疫力が低下したために暴れだして、いろいろな日和見感染症を引き起こす（図32）。これがエイズの発症であり、その症状は患者によりさまざまである。

たとえば、肺にいる原虫が原因となる肺炎を起こす人、また、カビの感染症を起こす人、がんになる人などである。

（5）カポジ肉腫

がんにおいても、健康なときは免疫の力でがん細胞が増えるのを抑えていた。しかし、HIVの感染により免疫の力が低下すると、がん細胞もど

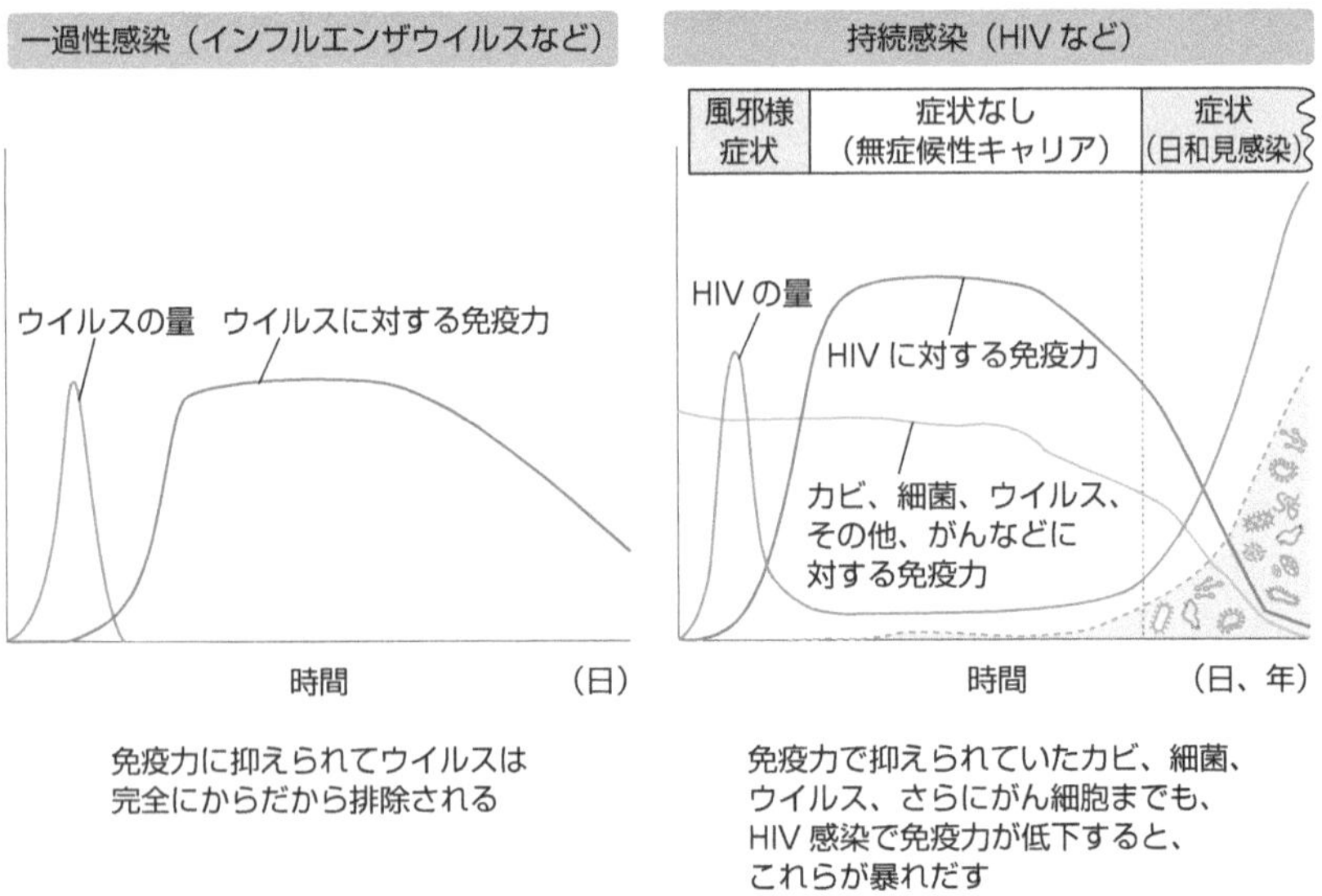

免疫力に抑えられてウイルスは
完全にからだから排除される

免疫力で抑えられていたカビ、細菌、
ウイルス、さらにがん細胞までも、
HIV感染で免疫力が低下すると、
これらが暴れだす

図32　一過性感染と持続感染のウイルスの量と日和見感染

んどん増える状態になり、いわゆる日和見腫瘍と呼ばれる状態になる（図32）。

日和見腫瘍の中には、多くの人が小さいころに感染し、終生、低いレベルでもち続けているヘルペスウイルスによるがんが新たに見つかってくる。これは、8番目に見つかったヒトのヘルペスウイルス（HHV–8）であり、エイズ症状のひとつであるカポジ肉腫の原因になっていることが明らかになった。すなわち、HIVに感染した人は免疫の力が後天的に低下したことでHHV–8の量が増える傾向になり、その結果として、増えたHHV–8が原因でカポジ肉腫を発症してしまうことになる。

このように、カポジ肉腫というがんは、HHV–8という、それまで知られていなかった新しいヘルペスウイルスが原因であることが、HIVの出現により明らかとなったのである。

（6）RNAウイルス

人間、動物、魚、植物、細菌、カビ、原虫、寄生虫など、この世の生き物のほとんどは、基本的に自身の遺伝情報をDNAという核酸に記録し、この遺伝情報により子孫を生み出している。しかし、ウイルスは、DNAに遺伝情報を記録しているものと、RNAに遺伝情報を記録しているものがある（図7、21頁参照）。

RNAウイルスは、DNAウイルスに比べると、遺伝子の変異を起こす割合が高い。これは、遺伝子のコピーを作る際に必ず一定の割合で読み間違いを起こすからである。DNAウイルスの場合にはこの読み間違いを修復するしくみをもっている。しかし、ほとんどのRNAウイルスは、意識的にではないが、あえてこの修復の系をもっていない。しかも、その読み間違える場所は決まっておらずバラバラ（ランダム）なので、その多くの変異体は自然淘汰される運命にある。ところが、一部はウイルスが増えていく上では特に問題とならない場所での変異のため生き残ることができる。このような変異体が生み出される点は、場合によってはウイルスが生き延びる武器になる。たとえば、人間が頑張って作った抗ウイルス剤に攻撃されると、ほとんどのウイルスは淘汰されるが、たまたま攻撃場所に読み間違いが起こっていた遺伝子をもつウイルスは攻撃をかわし、生き残ることができる。そうするとこのコピーミスのウイルスが子孫を増やし続け、瞬く間に次を担う世代として一気に優勢種となってしまう。ウイルスの増え方は細菌とは異なり、細胞に感染したらその細胞から何千もの子孫ウイルスを作るので、一気に増えることが可能なのである（図33）。

（7）逆転写酵素

ＨＩＶが属するレトロウイルス科は、他のＲＮＡウイルスとも異なるユニークなところがある。レトロウイルス科のウイルスは、一本鎖のＲＮＡとして、ウイルス粒子の中に納まった状態で感染するが、その後、感染した宿主細胞の細胞質の中で二本鎖のＤＮＡに姿を変える。通常の動物やＤＮＡウイルスでは、ＤＮＡに遺伝情報が納められているので、遺伝情報に従った形のたんぱく質を合成するときは、「転写」と呼ばれる、ＤＮＡからＲＮＡに置き換えるステップを経てたんぱく質を合成する。しかしレトロウイルスは、ＲＮＡからＤＮＡへと、逆の転写を行う酵素、すなわち逆転写酵素をもっている（図34）。

レトロウイルスが宿主細胞に感染すると、細胞内に侵入し、粒子の中からウイルスの一本鎖ＲＮＡを出す（脱殻）。宿主の細胞質でＲＮＡを逆転写させてウイルスの二本鎖ＤＮＡを作る。その後、感染した宿主細胞の核内にウイルスのＤＮＡが移

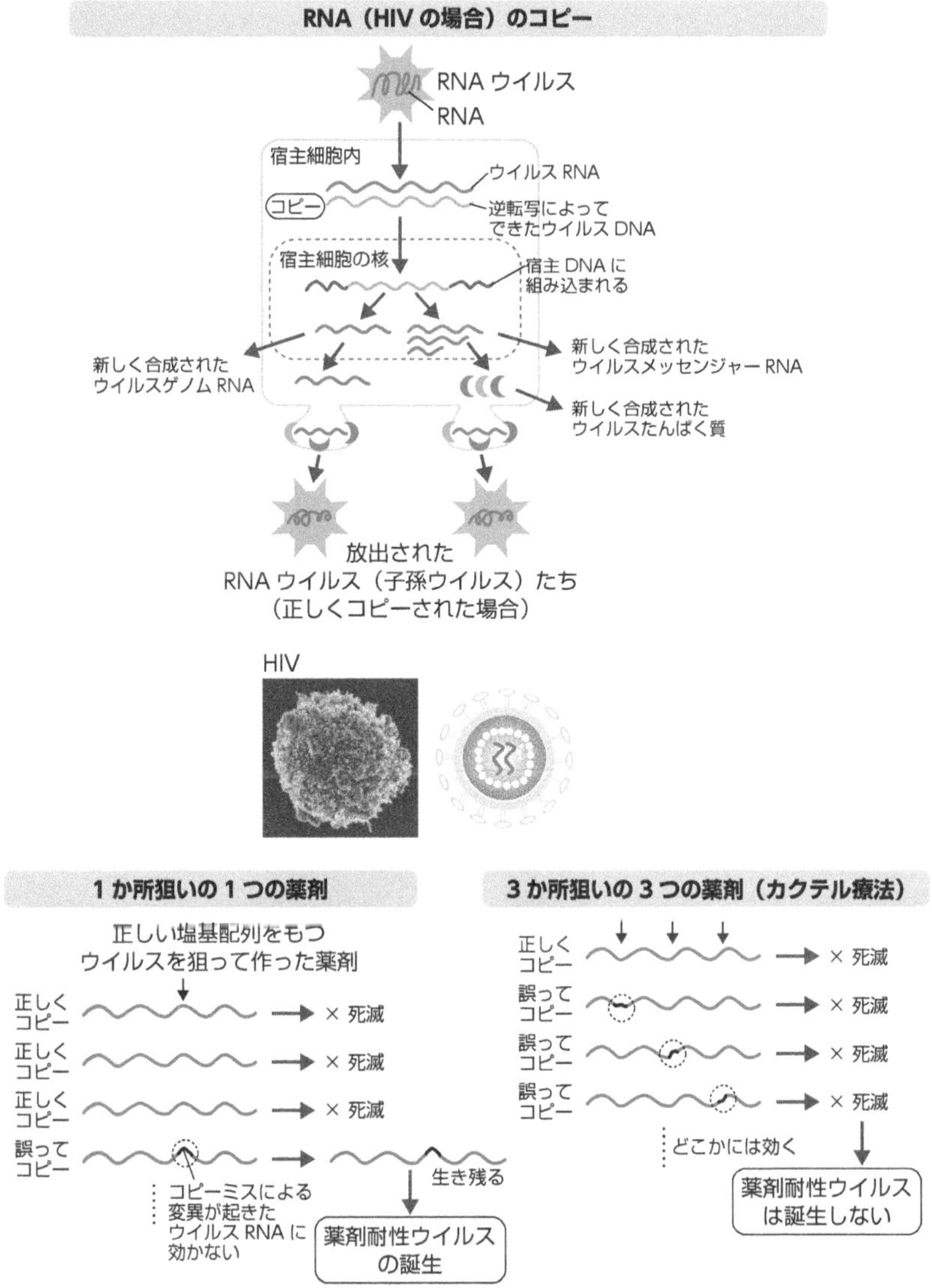

図 33　RNA ウイルスの RNA コピーミスと薬剤耐性
［写真：国立感染症研究所］

動し、宿主細胞側の遺伝情報である染色体の二本鎖DNAを切断し、その間にはめ込み（「組込み」と呼ぶ）、ますし、宿主細胞の一部分になりすまし、宿主細胞にせっせと子孫ウイルスを作らせ続ける（図34）。まさにあっぱれなウイルスなのである。このような宿主細胞のDNAに組み込まれた状態のウイルスのDNAをプロウイルスという。

（8）カクテル療法

近年のHIV感染者への治療薬は飛躍的な進歩が認められ、少なくとも毎日服

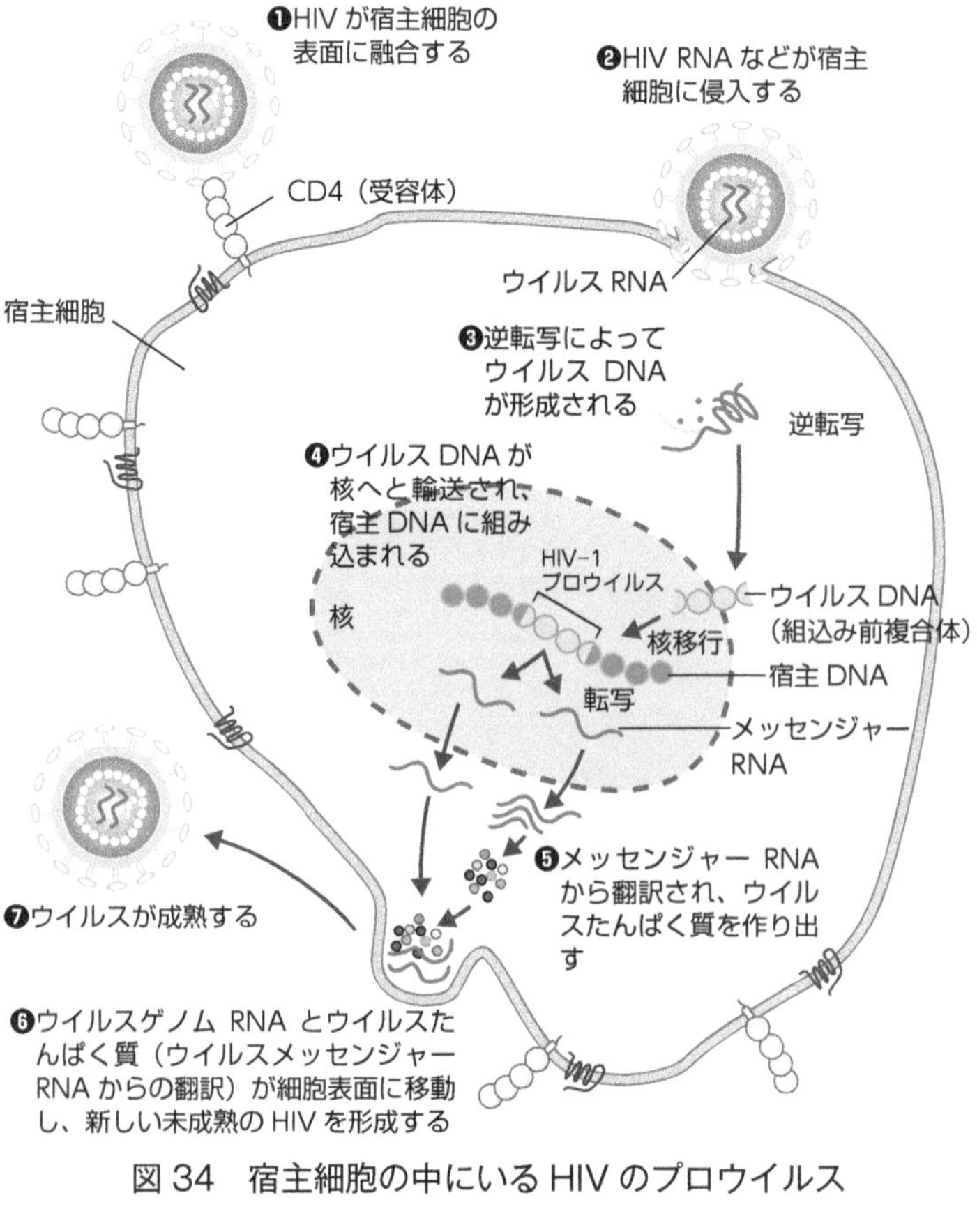

❶HIVが宿主細胞の表面に融合する
❷HIV RNAなどが宿主細胞に侵入する
CD4（受容体）
ウイルスRNA
宿主細胞
❸逆転写によってウイルスDNAが形成される
逆転写
❹ウイルスDNAが核へと輸送され、宿主DNAに組み込まれる
HIV-1プロウイルス
核
ウイルスDNA（組込み前複合体）
核移行
宿主DNA
転写
メッセンジャーRNA
❺メッセンジャーRNAから翻訳され、ウイルスたんぱく質を作り出す
❼ウイルスが成熟する
❻ウイルスゲノムRNAとウイルスたんぱく質（ウイルスメッセンジャーRNAからの翻訳）が細胞表面に移動し、新しい未成熟のHIVを形成する

図34　宿主細胞の中にいるHIVのプロウイルス

用している限りは、ほぼエイズ発症は起こらないとまでいわれている。これは、カクテル療法といわれるもので、HIV遺伝子の3か所を叩く薬剤を同時に投与する療法である（図33）。HIVが一度に読み間違いを起こす割合は、ゲノム全長を読むときに1か所程度なので、3剤で同時に叩かれると、同じ遺伝子の全長の中で3か所も読み間違いを起こせるほど頻度を高くすることは不可能である。この療法でHIVの活動が抑えられてしまうことになり、良く効く療法と評判となった。

しかし、ここが大事なポイントであるが、先に説明したように、プロウイルスというDNA型のウイルスの遺伝情報は、感染した宿主細胞の染色体の中に存在しており、いくらカクテル療法を繰り返してもこの点は変わらない。ということは、ウイルスの産生は消えて、認められなくなっても、からだの中にウイルスに感染した細胞が残ってい

◆感染症講座◆エイズ、結核、マラリアは世界三大感染症

エイズと結核に加えて、マラリアは、世界三大感染症と呼ばれ、人類に甚大な健康被害を及ぼす感染症とされている。

マラリアは、マラリア原虫の感染が原因の感染症で、世界で年間2億人以上の感染者数、40万人以上の死亡者数が報告されている。重症の熱帯熱マラリア、やや軽症の三日熱マラリアが存在し、夕暮れから明け方にかけて活動するハマダラカによって媒介される（第6章表4）。

これら三大感染症により、主に途上国を中心に年間250万人以上の命が奪われている。2000年7月に開催された「G8九州・沖縄サミット」で、サミット史上初めて感染症対策を主要議題に取り上げ、世界エイズ・結核・マラリア対策基金設立につながった。

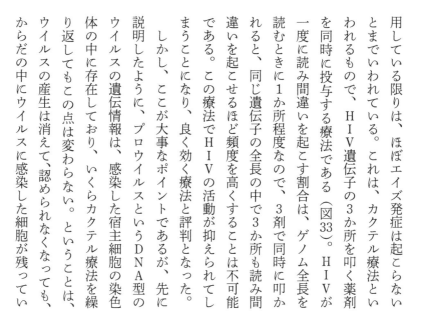

る間は、まさに爆弾を抱えた状態であることに変わりはない。もし、薬の副作用などが出始め、カクテル療法を中断しなければならなくなった場合には、一気に、このプロウイルスからのウイルス産生が活発化することになる。

ＨＩＶに感染しているかどうかの検査は、保健所に行けば、無料、匿名で受けることができる。日本では過去に、感染しているか心配だが病院に行きにくいといった理由で献血の際に行われる検査を利用する人が多かった時期があった。一時期は、先進国の中で、日本は群を抜いて、献血でＨＩＶ陽性例が見つかることが問題になっていた。今では、献血での検査結果については、本人に通知されないことが周知の事実となり、献血検査でのＨＩＶ陽性発見例は大幅に減ってきている。

●梅毒は、昔のものではなくなりつつある

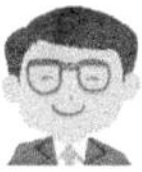
直樹　梅毒は昔の病気って感じだったけどね。

友人の医師　一旦は減ってたんだけど、7〜8年前から患者数が急に増え始めてるね。20〜30歳代の女性に多いんだ。

（1）梅毒トリポネーマ

梅毒は、梅毒トリポネーマと呼ばれるスピロヘータの一種で、らせん状の細菌に感染して起こる性感染症である。３〜６週くらいの潜伏期間を経て、感染した人には、赤い発疹が認められ、この発症の様相が楊梅《ようばい》（ヤマモモ）に似ていること

からこの病名がつけられた。

梅毒トリポネーマは、現在、試験管内での培養ができず、ウサギの睾丸内で培養する。1998年に全ゲノムのDNA配列が公開されたが、培養が難しいため、病原性のしくみはほとんど解明されていない。低酸素状態でしか長く生存できないため感染経路は限定的である。

(2) 梅毒発症

最初、感染した際の侵入部位（性器や口唇部など）にしこりができることがある。感染者との、粘膜の接触を伴う性行為などによってうつる。感染すると、細菌は血液を介して全身に広がり、手や足を含む全身で皮疹や脱毛などの症状が見られるようになる。

治療していなくとも、症状は一旦は治まるが、細菌は消失したわけではなく、潜伏した状態で取りついて離れない。実際、長い潜伏期（数年以上もあり）を経て、血液系や神経系に重症の症状が現れる。また、無症状のときでも、他の人にうつす可能性がある。

(3) 梅毒の再流行

梅毒は、世界中に広がっている感染症であるが、ペニシリンでの治療により、その発生は激減した。しかし、その後も世界的な再流行を繰り返している。

日本でも一旦は激減していたが、再び流行が見られ、特に、2013年から1000人以上の流行になり、2018年には7000人近くまで増加し、その後は、減少傾向である（図35）。

2019年には男性患者数にやや減少傾向が認められたが、女性患者数には変化は認められていない。

男性では、20～55歳以下の各年齢層で多く（全体の85％）、特に40～45歳未満が多い（全体の16％）。

一方、女性では、50%以上が20歳代であり、次いで30歳代、40歳代と続く。

(4) 先天梅毒

妊婦が梅毒に感染していると、胎盤を通して胎児に感染する可能性があり、このようなケースは「先天梅毒」と呼ばれている。赤ちゃんは、出生時は多くは無症状であるが、まもなくして発疹が見られ、多臓器に感染が広がっていく。

梅毒感染例として届けられた症例で、妊娠症例と記述のあった症例のうち、20歳以下が9%、20〜25歳以下が36%、

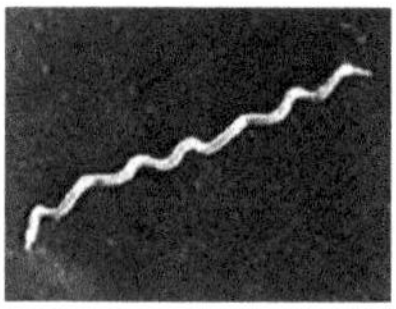

梅毒トレポネーマ
(らせん状菌)

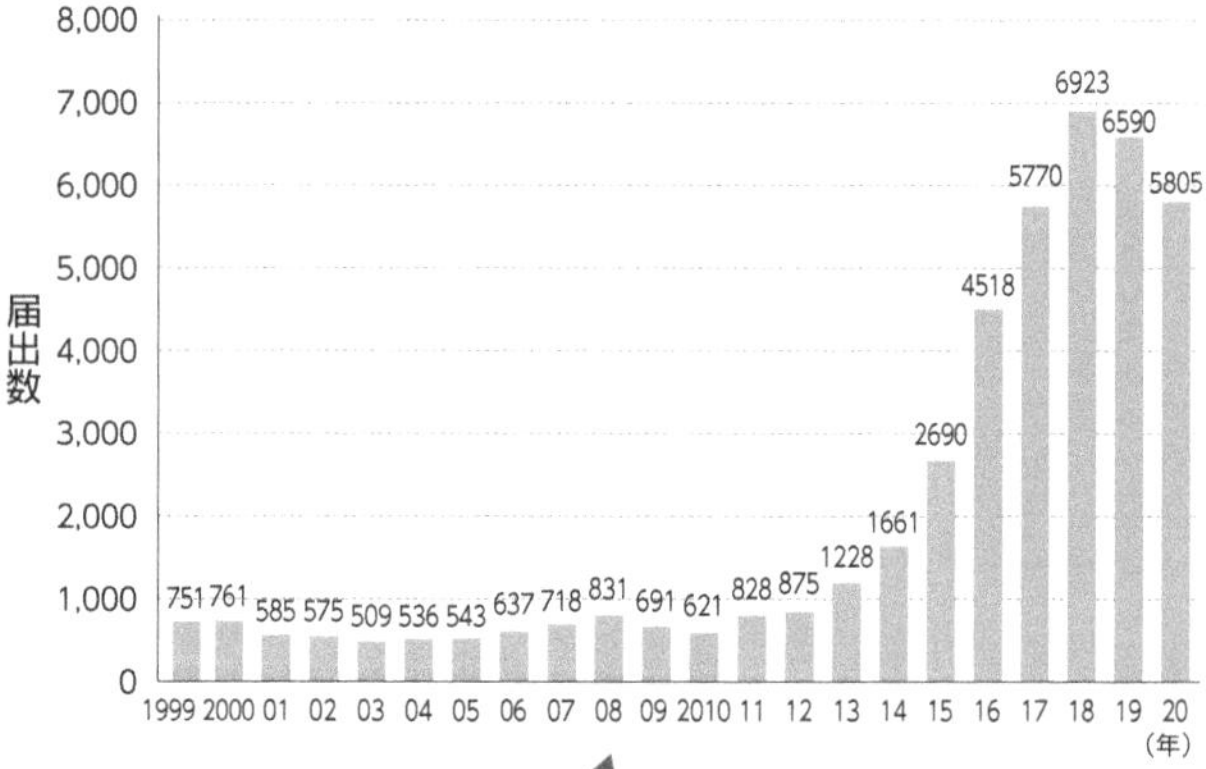

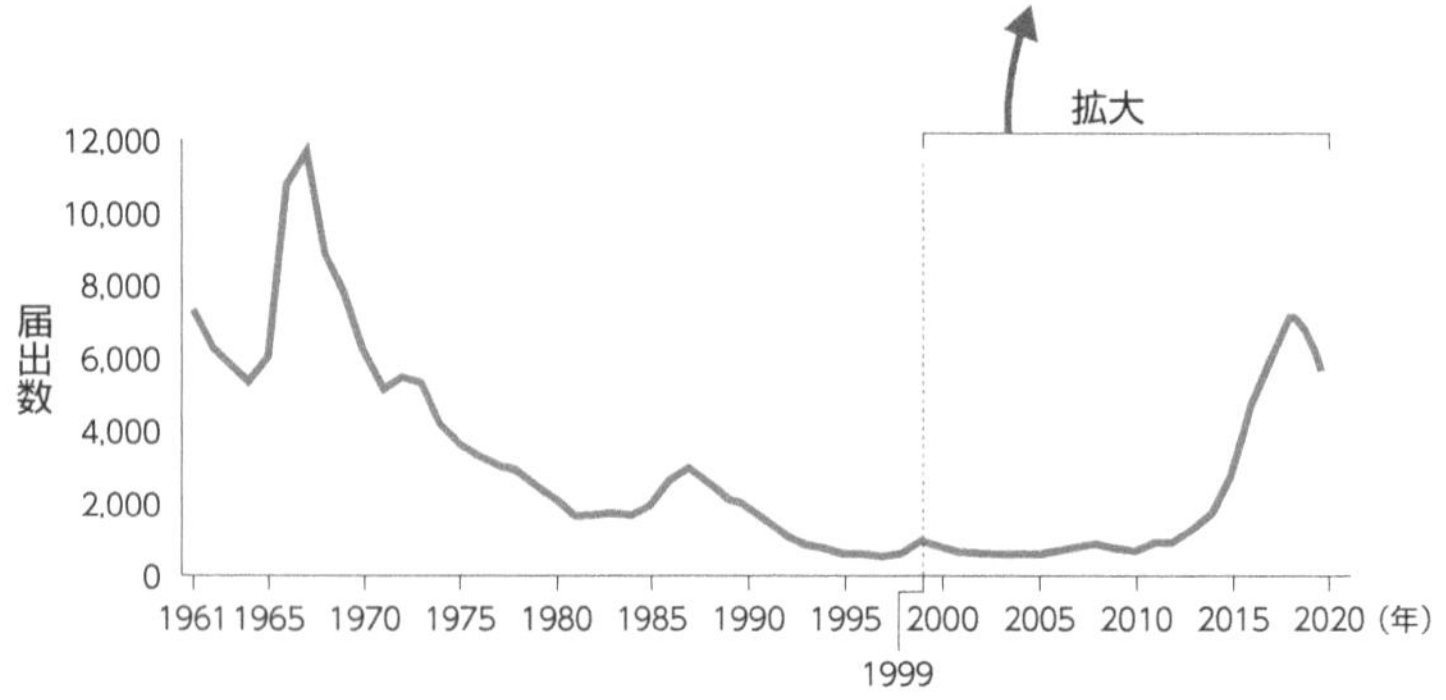

図35　梅毒患者　届出数の推移

[写真：国立感染症研究所、資料：1999年3月までは性病予防法に基づく伝染病統計、1999年4月からは感染症法に基づく感染症発生動向調査]

25〜30歳以下が28％、30〜35歳以下が19％であった。２０１９年の上半期に報告された女性の患者のうち、妊婦であったのは９・５％であった。

（5）抗生剤ペニシリン治療

梅毒は、抗生剤が効く病気なので、医療機関で診断（男性は泌尿器科、女性は婦人科）を受け、きちんと治療することが大事である。感染を恥じる必要は全くない。抗生剤による治療を受けないと絶対治らない病気である。検査だけであれば、保健所で無料、匿名で実施している。

日本と同じように、アメリカでも先天梅毒は大きな問題となっており、２０１３年の症例数と比較すると２０１８年では3倍になっている。これを受けて、アメリカの予防医療特別委員会は、「すべての妊婦は早めに梅毒検査を受けるべき」との勧告を発表している。

●クラミジア感染症は、日本で最も多い性感染症

クラミジア感染症の病原体は、クラミジア・トラコマチスで、大きさは他の細菌と比べて小さくウイルス程度で、光学顕微鏡ではその姿をとらえることができない。また、他の細菌とは異なり、自分の力で増えることができない。この点においてもウイルスに近い性状である。さらに、細胞に感染して増殖するところも似ている。しかし、他の細菌と同様に抗生剤が効くことから、ウイルスと細菌の間として考えられてきた。現在では、細菌のグループとして扱われている。

クラミジア感染症は、日本で最も多い性感染症といわれ、性的接触で感染が起こり、性的接触以

外ではほとんどうつらない。そのため、セックス活動が盛んな若者の間ではやっている。一般の健康な女性においても、5～20％の人は感染しているといわれている。

感染した人が妊娠したり、妊娠中に感染すると、流産や早産の原因となる可能性がある。妊婦の3～5％が感染しているといわれ、そのまま治療をせずに出産すると、生まれてくる赤ちゃんは、産道感染する可能性が高く、そうなると結膜炎や肺炎などを発症する可能性が高くなる。

一方、男性の場合は感染すると、一部には排尿時に痛みを感じたり、尿道にかゆみや違和感を感じる場合があるが、多くの場合は全く無症状に経過する。しかし、そのまま放置しておくと、クラミジアが尿道の奥に入り込み前立腺が炎症を起こし、さらにその奥に位置する睾丸や副睾丸にも炎症が波及し、睾丸から太ももの付け根にかけて激痛や高熱を伴うようになると、男性の不妊症の原因となる可能性が高くなる。

クラミジア感染症の検査は、エイズや梅毒と同じく、ほとんどの保健所で無料、匿名で受けることができる。治療は、男性も女性も同じく、抗生剤の内服によって行われる。基本的には、セックスパートナーと同時に治療を行う必要がある。また、コンドームの使用も、感染予防として大事なポイントである。

◆感染症講座◆精液中のウイルス

これまで存在が知られていなかった感染症の原因ウイルス、特にエボラウイルスやジカウイルス、そして最近の新型コロナウイルス（SARS-CoV-2）など、いずれも動物から突然ヒトの社会に入り込んできたウイルスであり、これらのウイルスの感染で発症する感染症を一括りに「新興ウイルス感染症」と呼んでいる。

これらの感染症で見られる特徴として、症状も消失し、回復したと思われる状態になっても、なお長期間、精液中に「ウイルスが存在している」との報告があることである。

エボラウイルスによるエボラ出血熱の大規模流行があった 2014 〜 2015 年の西アフリカで、その流行終息宣言後に散発的な患者の発生が認められた。その原因として、男性エボラ出血熱回復者との性交渉により、精液中に残存していたウイルスによって感染したと考えられた。

ブラジルのリオデジャネイロでオリンピック／パラリンピックが開催された 2016 年に、ジカウイルスによるジカ熱の大流行があったが、このジカウイルスの感染においても、顕性感染、不顕性感染を問わず、性交渉で感染した事例の報告が 10 以上の国から報告されている。2 か月以上もの間、精液中のウイルスは感染力を維持していた。

最近（2020 年 5 月）、SARS-CoV-2 感染者においても、精液からウイルスが検出されたとの報告があった。中国での調査報告で、38 名中 6 名（15.8％）の精液から検出したとの結果であるが、アメリカ CDC は、このウイルスが性交渉でうつるかどうかは不明としている。

SARS-CoV-2 に感染した患者で、PCR（ポリメラーゼ連鎖反応）検査陰性が確定した元患者が、再び PCR 検査陽性に転じる例の報告が相次いでおり、これまでのコロナウイルスでは知られていなかったが、一定期間の持続感染状態があるのかもしれない。

●菌自体は弱いが、淋病は増加傾向にある

淋病《りんびょう》は淋菌感染症ともいい、原因は淋菌による細菌感染である。淋菌に感染すると、男性の場合には、主に尿道炎を起こし、女性は子宮頸管炎を起こす。最近では、オーラルセックスが増え、咽頭（喉）への感染例も増えている。ただ、菌自体は弱い菌で、粘膜から離れると数時間で感染力を失う。

検査は、ほとんどの保健所で、無料、匿名で受けることができる。抗生剤が効くが、近年の問題点は、薬剤に耐性の淋菌が増える傾向にあることである。

●からだに潜んで繰り返す、性器ヘルペスウイルス感染症

性器ヘルペスの病原体は単純ヘルペスウイルス（ＨＳＶ）で、１型（HSV–1）と２型（HSV–2）がある。

疲労やストレスがある際に、口や唇の周りにできる口唇ヘルペスウイルス感染症は、HSV–1の感染が原因であるが、初めて感染（初感染）した後も体内に潜んで棲みついている。このウイルスに取りつかれている人が、体調が悪くて免疫状態が悪い状況になると、ウイルスは眠りから醒めて、再び活動し始め（再活性化）、同じような口唇ヘルペスの症状が出る。一度、HSV–1に取りつかれると（ほぼ１００％の人が小さいころに感染し、

取りつかれている）、生涯、離れることはない。時に、口唇ヘルペス発症に陥ることになるが、それは宿主の免疫状態のバロメーターともいえる。

一方、HSV−2は、性器に感染し、性器ヘルペスウイルス感染症を引き起こす。性器に水ぶくれや腫れ、かゆみが生じる。その後に発熱や倦怠感が現れ、外陰部に強い痛みを感じるようになる。HSV−1と同じく、からだに潜んで終生離れないため、症状を繰り返すことになる。

最近は、オーラルセックスの際に感染し、HSV−1についても性器ヘルペスの原因になっている。

HSV−1もHSV−2も、抗ウイルス薬による治療で、症状を治めることは可能になっている。ただ、潜む性質があることから、からだから完全に消え去ることはないので、その後も、宿主の免疫状態によっては再発する。

●尖圭コンジローマの原因は、ヒトパピローマウイルスである

尖圭《せんけい》コンジローマは、性器疣贅《ゆうぜい》とも呼ばれる、性器にできる「いぼ（疣贅）」の病気である。２００３年までは「感染症法」では尖圭コンジローマとされていた。原因となっているのは、ヒトパピローマウイルス（ＨＰＶ）の感染である。ＨＰＶは、１００種類以上もの遺伝子型があり、子宮頸がんも、このウイルスが原因である。ＨＰＶは、正二十面体のＤＮＡウイルスで、皮膚や粘膜の小さな傷から侵入する。

子宮頸がんに関与しているＨＰＶは、16型と18

型に型別されたウイルスが主であり、これらの型のウイルスに対するワクチンが開発されている。この尖圭コンジローマに関与するＨＰＶは６型と11型である。これらは、同じＨＰＶに分類されるウイルスであるが、発がん性が低いものである。

　16型と18型は、からだの内側にできるいぼの原因となっており、子宮頸がんをはじめ、膣がん、肛門がん、直腸がんの発生リスクも高めるといわれている。

　一方、６型と11型は、からだの外側にできるいぼで、性行為でうつり、陰部や肛門部に感染する。

　免疫系が健全に働いている健康な人であれば、特別の治療をしなくても、いぼとウイルスは排除されるが、免疫機能が低下している場合には治療が必要になる。完全な治療は薬剤によるが、ある程度の効果しか得られないので、長い期間を要することが多い。

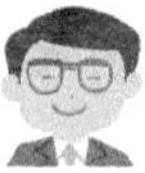
直樹　妊娠中の長女や今後結婚するだろう次女が、妊娠を計画するときにはどのような感染症に気をつければ良いのでしょうか？

かかりつけ医　妊婦が感染したウイルスが、胎児にうつる可能性のあるものがいくつかあります。ですので、妊娠することを計画している場合には、感染症に対する抗体検査をし、十分量の免疫があることを確認しておくと安心です。妊娠すると、風しんなど、生ワクチンの接種は受けることができませんので。

◆感染症講座◆子宮頸がんワクチン

近年大きな話題になっている、ヒトパピローマウイルス（HPV）ワクチンが定期接種になっている。これは、子宮頸がんを予防する目的で勧められてきたものである。

一般に、「子宮頸がんワクチン」と呼ばれることが多いが、子宮頸がんの原因はいくつか存在し、そのうちのひとつであるHPVの感染を防ぐためのワクチンなので、正式名称通り、HPVワクチンと呼ぶのが正しい。

不活化ワクチンであり、より強い免疫を育てるために、アジュバントと呼ばれる、補助剤ともいわれる成分が添加されている。このワクチンは、海外から輸入されたワクチンであるため、欧米らしい考え方で、副反応よりも、有効性を重んじた結果の製品といえる。

小学校6年〜高校1年相当の女子が1回目のワクチンを接種し、1〜2か月後に2回目、さらに最初の接種から6か月後に3回目のワクチンを接種することになっている。ところが、わが国は有効性よりも副反応の方が、大きく問題視されることが多い。実際、ワクチン接種後に副反応が起こり、この点を連日メディアが取り上げたばかりに、ワクチン接種を始めていたが、途中でやめてしまった若い女性が大多数である。

この場合の反省として、科学的に、ワクチン接種で発生する副反応の割合とその程度を示した上で、もしワクチンを接種しなかった場合に、子宮頸がんを発症する確率、そして死亡する割合などを示し、ワクチンを接種する、しないのそれぞれにメリットとデメリットが存在することを説明し、どちらを選ぶのか、本人、もしくは保護者が責任をもって選択できる社会にする必要がある。メディアの、気を引くことだけを考慮した表現に左右されないことが重要である。

もちろん、ワクチン接種は健康なときに予防的に接種するものであり、将来の大ごとよりも、ワクチンを接種したときに現れる副反応の方が嫌だということで、避けてしまう傾向があることも理解はできるが、将来の発症のリスクをきっちりと理解することが、より重要である。

HPVは、培養細胞で増やすことができないため、HPVワクチンは、生物工学的手法を駆使して開発された。そのため、感染性を消失させる処理をする必要がなく、生ワクチンのように、天然の構造に近い表面構造なので、より自然の免疫を学習させることが可能になると考えられる。

わが国で、20〜23歳の2,073人を対象にした調査では、ワクチンを接種していないグループに比べ、接種したグループは発がん性の高いHPVに感染していた割合は約1/10に抑えられていたと報告されている（新潟大学、2018年10月）。

●母体から抗体も移行するが、病原体もうつる──胎児への母子感染

妊婦が感染すると、胎盤を通して、いろいろな細菌やウイルスが胎児に感染する場合がある。垂直感染や母子感染と呼ばれている。

時に、早産や死産を起こす。また、障害をもった赤ちゃんが生まれることもある。

妊婦が特に妊娠初期に風しんウイルスに感染すると、先天性風しん症候群（先天性心疾患、難聴、白内障など）の赤ちゃんが生まれるケースがあることが、２０１３年や２０１９年の大流行後には、いろいろな機会で紹介されてきたので、かなり周知されたようである。ただ、また時間が経つと人々の脳裏から消えてしまうかもしれない。繰り返し世代を超えて伝えることが大切である。

先天性心疾患と白内障は、妊娠の初期３か月以内の妊婦が感染した場合、難聴は、妊娠６か月ぐらいまでの感染で発生する可能性がある。25～30％の症例では死産となるというデータがある。また、風しんのワクチンを１回しか接種していない妊婦からも、先天性風しん症候群の赤ちゃんが生まれる場合がある（約25％というデータがある）。

風しん以外にも、胎盤を通して妊婦から胎児に感染する病原体として、サイトメガロウイルス感染症（ウイルス）、りんご病（ウイルス）、梅毒トレポネーマ（細菌）、トキソプラズマ（原虫）などがあり、流産や死産、先天異常の原因となっている。また、自然分娩による出産時に、産道での感染を起こすものとして、ＨＩＶ、Ｂ型肝炎ウイルス、Ｃ型肝炎ウイルス、HSV–2、Ｂ群溶血性レンサ球菌などがあげられる。これらへの感染予防

◆感染症講座◆免疫寛容

妊娠すると、おなかの中に胎児が宿る。この胎児は、父親の遺伝子ももっており、この遺伝情報に従って作られたたんぱく質などの発現物は、免疫学の立場からいうと母体には「異物」となり、母体からは攻撃対象になる。しかし、胎児を攻撃しないために、免疫を抑制する調節が行われている。この抑制は、免疫寛容ともいわれ、異物の一種であるけれども、受け入れて「自己」として扱うように制御している。最近の研究では、この制御にかかわる免疫細胞として、「制御性Tリンパ球」が発見されている。しかし同時に、外からくる感染症を起こす病原体はやはり「異物」であるので、攻撃をかけなくてはならない。このように、非常に複雑な調節を行いながら、胎児を安全に成長させているのが、お母さんのおなかの中なのである。

◆感染症講座◆先天性風しん症候群（CRS）

WHOを中心にした、ワクチン接種への取り組みにより、かなり風しんの流行が抑えられてきているが、それでもなお、2010年の推計では、世界で10万人ものCRS患者が生まれている。

日本では、CRSの赤ちゃんは2012年に4例、2013年に32例、2014年に9例（以上の合計で45例）、また2019年に4例、2020年（11月18日現在）で1例（以上の合計で5例）が報告されている。45例中9例（20％）と5例中2例（40％）は、ワクチン歴がある妊婦（ただし1回）から生まれている。それ以外は、ワクチン歴なしもしくは不明であった。2回のワクチン歴がある妊婦からは少なくともこれまでは、CRSの赤ちゃんは生まれていない。

として、事前に感染が明らかな場合には帝王切開による出産が検討される。

　また、ジカウイルスについても、妊婦が感染すると母子感染により、小頭症の子どもが生まれることが、よく知られている。

●母乳から抗体も移行するが病原体もうつる

　母乳を介する感染がほとんどといわれるものとして、ヒトT細胞白血病ウイルスがあげられる。このウイルスは、感染したお母さんの母乳中のリンパ球に感染した形で存在している。しかし、このウイルスは、感染したリンパ球から離れてフリーになると感染力を失うので、母乳を搾り、凍結してから赤ちゃんに与えると安全といわれている（図36）。実際、今では、母子感染でうつっているケースは有意に減ってきている。

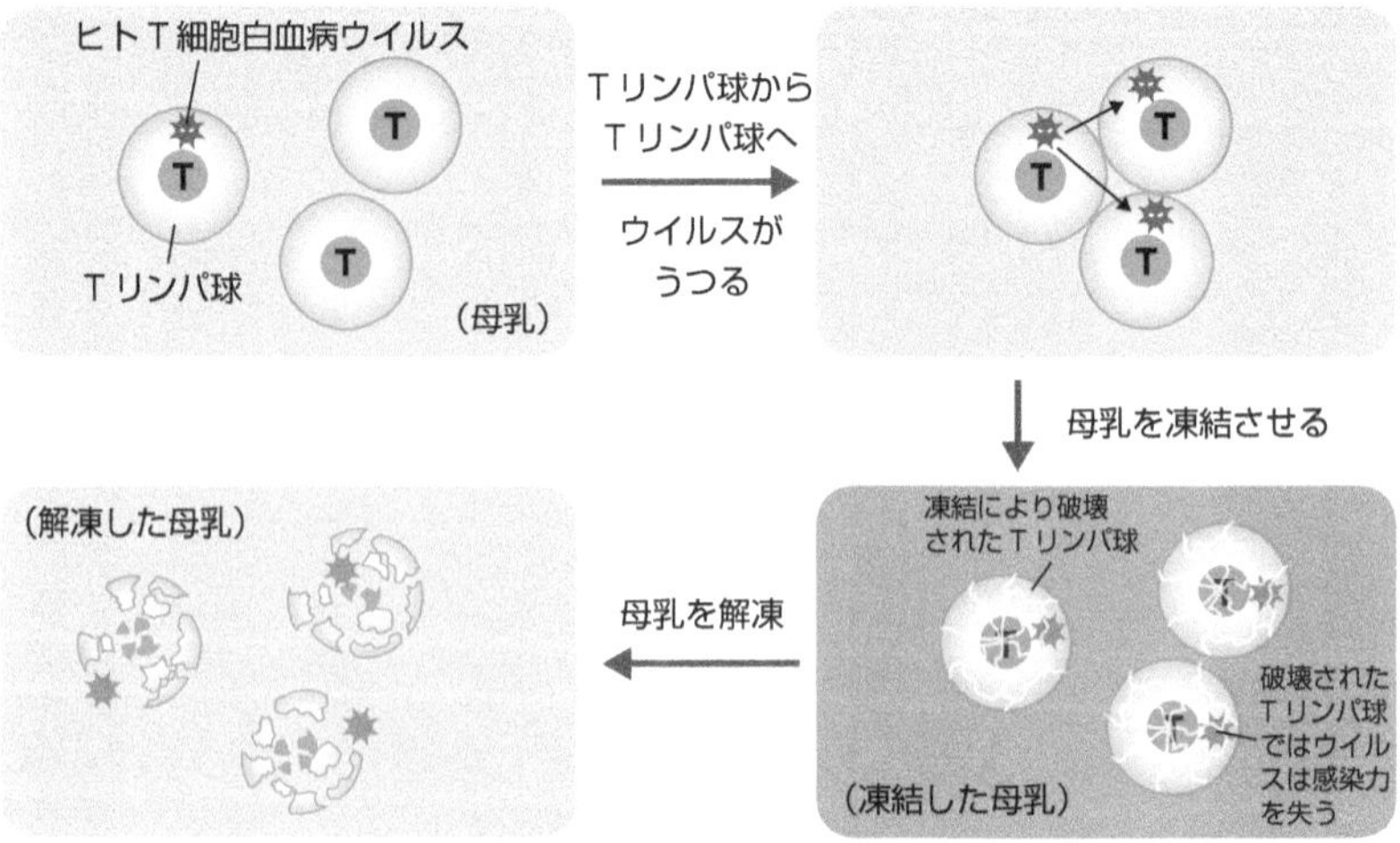

図36　母乳からの感染を防ぐ

●妊娠前に求められるワクチン接種は、麻しんと風しん

風しんに対するワクチンは、麻しんワクチンとの混合でMRワクチンと呼ばれている。両方が、弱毒生ウイルスを用いたワクチンである。現在は定期接種になっているが、風しんのワクチンが定期接種として始められた1977年当初は、女子中学生のみが対象となっていた。その後、MMR(麻しん、風しん、おたふく風邪)の混合ワクチンが開発され、これを選択することもできたが、副反応の問題が原因で中止になった。このことが原因で、ワクチンに対する不信感が抱かれるようになってしまった。その後は再度、MR(麻しん、風しん)ワクチン接種が始められたが、それほど積極的にワクチン接種を行っていないまま、成人になってしまった年代が存在する。特に、男性の中の一定の世代に、ワクチン歴がない状態になっ

表3　麻しんと風しんの予防接種が十分でない年代

麻しんの場合	① 1972年9月30日以前の生まれ	自然感染で十分な抗体をもっている人以外
	② 1972年10月1日以降の生まれで、未接種もしくは1回しか接種していない人	1972～2000年では2回目の接種率が低い。また、2000年4月2日以降は定期接種として2回の接種を受けている世代であるが、これまでに2回の接種を受けていない人
風しんの場合	① 1962年4月1日以前の生まれ	自然感染で十分な抗体をもっている人以外
	② 1962年4月2日～1979年4月1日の間に生まれた男性	この期間は、女性のみを対象として集団接種された
	③ 未接種もしくは1回しか接種していない人	1979年10月2日～1987年10月1日生まれは中学生時の個別接種、1987年10月2日～1990年4月1日生まれは1～7歳半の個別接種、1990年4月2日～2000年4月1日生まれは特別措置として定期接種対象者が中学・高校にも拡大、2000年4月2日生まれ以降は定期接種として2回の接種を受けている世代であるが、これまでに2回の接種を受けていない人

ている割合が高い。

このため、この世代は、風しんがはやると職場などで感染することが多く、それを家庭に持ち込むことになってしまう。それは夫とは限らず、両親や兄弟姉妹ということもある。ぜひ家庭内で対象者がいないか確認してほしい。表3に当てはまる人は2回のワクチンを接種することが推奨されている。

●妊娠を計画している場合には、感染症に対する抗体検査がお勧め

麻しんと風しんのMRワクチンは2回接種する必要がある。これまでも、2回接種している妊婦からは先天性風しん症候群の赤ちゃんは生まれていない。ただ、1回しか接種していない妊婦、また「ワクチンを接種したか、何回接種したか思い出せない」と自己申告した妊婦からは、このような赤ちゃんが生まれている。

実際、ワクチンというのは接種した後に、「感染を防ぐ力（質の問題）」のある抗体が、「どの程度（量の問題）」獲得されているのかのチェックは行われない。したがって、風しんなどの場合には、たとえ2回接種していても、感染を防ぐことのできる十分な抗体価が上がっているという、絶対の保証があるわけではない。そのため、妊娠することを計画している女性は、あらかじめ風しんウイルスに対する抗体価が十分であるかどうかについての抗体検査を受けることをお勧めする。

●ワクチンを接種しても、十分な抗体が獲得できない人は一定数存在する

実際、ワクチン接種をしても、一定数の人は免疫力が獲得されていない場合があることはよく知られている。これは、ＰＶＦ（primary vaccine failure）と呼ばれている。

どうして十分な抗体価が獲得されないのか、そのしくみはわかっていないが、あるワクチン接種で抗体価が上がっていない場合には、他のワクチンでも上がらないかというとそうではなく、ワクチンによって、それぞれ異なる一部の人たちに抗体価が上がらないという状態が見られるようである。

ＭＲワクチンの場合は、１回の接種で95％の人が十分な免疫力をもつようになり、２回目の接種で99％になるといわれている。つまり、なかなか抗体価が上がらない人が、統計的にも１％いることになる。この人たちは3回目を接種しても、お

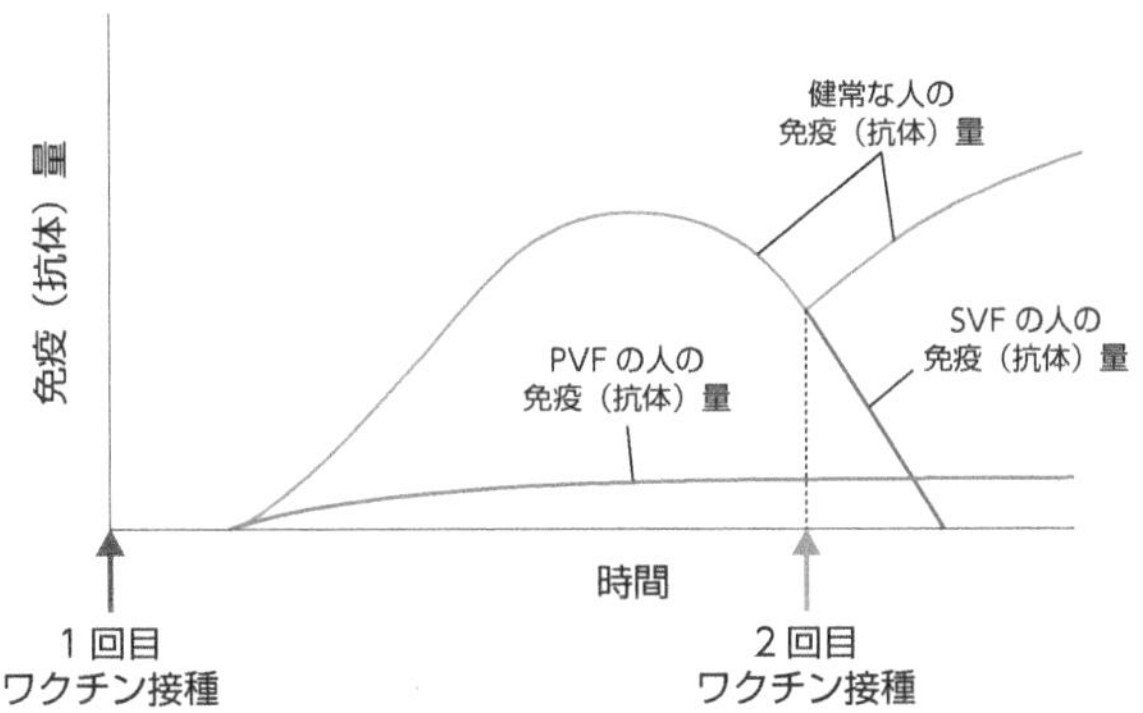

図 37　PVF の人では、ワクチン接種後にも十分な抗体が得られない

そらく抗体価は上がらないと考えられる（5回目で上がったという報告もあるが）。一部には、2倍量のワクチンを接種するなども、可能性としてはあげられている。考えられる原因も、加齢、喫煙経験などに加えて、遺伝的な要因が関連しているのかなどの研究が進められているが、これまでに明確な解答は得られていない。

また、一旦十分に抗体価が上がった後、長期間の経過中に、徐々に下がってしまい、もはや防御するだけの免疫力が残っていない状態になることを、ＳＶＦ（secondary vaccine failure）と呼び、再度ワクチンの接種が必要となる（図37）。このように、ワクチン接種後に一定年数（5〜10年）が経過した場合、抗体価について確認しておくことは重要である。

第6章 成人期で気になる感染症
――インフルエンザ、風しん、麻しん、輸入感染症

長女の夫（30歳） 働き盛りの世代も、気をつける必要がある感染症ってあるのでしょうか？

健康診断医 成人期は免疫力も高めでけっこう体力があるといえるかもしれませんが、これまでに感染したことがない感染症には気をつける必要があります。
職場ではやっている感染症や、また海外出張で蚊に刺されてかかる感染症など、かかると自分だけではなく、周囲にも大きな影響を与える感染症が多く、要注意です。

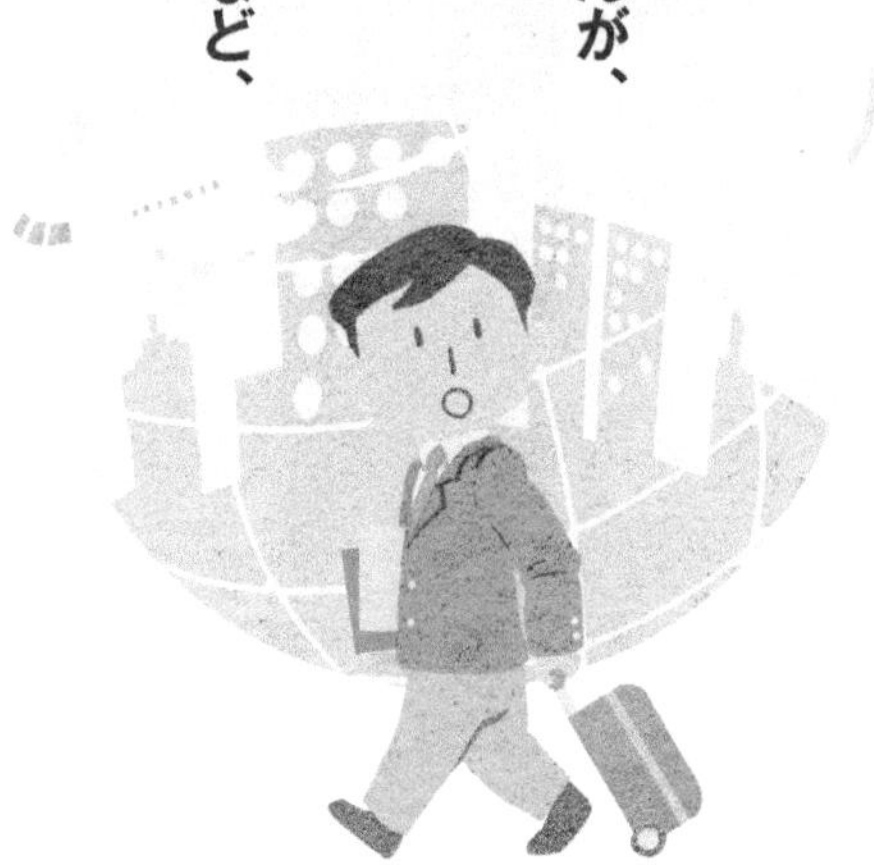

●インフルエンザ、風しん、麻しん、再び

ここではこれまでの感染症との共存生活を振り返りながら、インフルエンザ、風しん、麻しんを別な視点から見てみたい。

また、輸入感染症として、出張や旅行で出かけることが増えるアジアの国々の感染症の動向も見ておきたい。

（1）インフルエンザのワクチン接種

職場では、インフルエンザのシーズンが近づく10～11月になると「うち、今年受験生がいるんだよ。インフルエンザの予防接種に行こうかな」という話が出るようになる。通常、ワクチンは小児の時期に決められた回数を接種することで完結することが多い。しかし、インフルエンザのワクチンは毎年接種し、「今年は良く効いた」とか、「今年は外れたのか、インフルエンザにかかってしまった」とか、一喜一憂している人が多い。改めてインフルエンザのワクチン製造について見ていきたい。

（2）風しんの動向

風しんは、麻しんより軽症に経過することが多い。ただ、職場で感染すると大きな問題に発展すると話題になった。妊婦が感染すると、胎児にうつることがあるので、要注意である。感染の動向を見ておきたい。

（3）麻しんの輸入

かつて日本で広がっていた麻しんウイルスは、土着型と呼ばれる。日本では、すでにこの土着型のウイルスは排除されているとして、厚生労働省は、２０１５年3月27日にＷＨＯから「麻しん排除状態にあると認定された」と発表した。しかし、

その後も繰り返し、麻しんの感染が広がっている。実は、最近の日本で発生しているこのような麻しんは、最初、海外から持ち込まれたウイルスに端を発して、国内で次々に広がっているものなのである。

●インフルエンザワクチンの製造は、どうなっているのか

インフルエンザのワクチンは、ヒトの間で流行しているA型のH1N1pdm09とH3N2、B型の山形系統とビクトリア系統の4つの型のウイルスを、発育鶏卵で増やし、HAたんぱく質が比較的精製された形で製品化されている。接種回数は、生後6か月～13歳未満の小児は1シーズンで2回、13歳以上の成人や高齢者は1回である。ただ、このインフルエンザワクチンは毎年接種する必要があるとされている。これは、インフルエンザウイルスは、特別に高い頻度で姿を変える性質（遺伝子変異）があるためだ。例えば、香港型はH3N2であるが、同じH3でもそれが微妙に変化した香港型のウイルスが何種類も現れるのだ（各々をウイルス株という）。あなたが前年に自然感染した、あるいはインフルエンザワクチンの接種によって体内で作られた、インフルエンザウイルスの感染を防ぐ抗体は、今年流行しているインフルエンザウイルスの感染を防ぐ力はないか、もしくは低いということである。

高齢者（65歳以上）は定期接種として市区町村からの補助があるが、それ以外の小児や成人には補助がなく、家族全員となるとけっこうな額にな

る。でも、職場でインフルエンザにかかった人がいるとうつされ、家庭に持ち帰り、家族にまで感染が広がる。そうなると、自分だけではなく、同僚や子どもまでも会社や学校を休むことになってしまう。なので、できるだけワクチンは接種するようにしている人が多い。

(1) 発育鶏卵によるインフルエンザワクチンの製造

インフルエンザワクチン製造のために、ニワトリの発育鶏卵(有精卵)が大量に使われている。製造の約半年ほど前から雛鳥を用意し、この雛が成鶏に育った後の約半年にわたる間に、発育鶏卵を収穫する(図38)。

①有精卵の確保

発育鶏卵を37℃で温めると、21日目でヒヨコが生まれる。発育鶏卵の中で、鶏胚(哺乳動物の胎児に相当)は、羊膜という透明で薄い膜の中で、卵黄と卵白を栄養分にして、日々育っている。そして、血液をろ過した際に生じる尿(漿《しょう》尿液)をためておく場所として、漿尿膜と呼ばれる大きな袋が形成される。

②ウイルス接種

温め始めて11日目の発育途上にある発育鶏卵に、インフルエンザウイルスを接種し、培養する。一人分のワクチン製造に1~2個の発育鶏卵が必要といわれているので、各シーズンに数千万人分のワクチンを生産している日本だけでも、毎年おびただしい数の発育鶏卵が使われている。

③培養液の採取とウイルスの精製

ウイルスを接種後、3日ほど経過すると、この漿尿膜にたまった漿尿液中には大量のウイルスが含まれている。この漿尿液を集めて、ウイルス粒子を精製する。最近では、この精製過程でウイルスの純度が高くなり、卵成分の夾雑《きょうざつ》物はほぼなくなっている。したがって、卵のアレルギーによる副反応も減ってきている。日本のワクチンは、特に精製度が高いとの位置づけである。しかし、全くアレルギーを起こさないということではない。

(2) ウイルス株の選定とスケジュール

WHOは、例年2月末に、次のシーズンのワクチン候補として推奨するインフルエンザウイルスの株を公表し、この株の中から、厚生科学審議会の予防接種・ワクチン分科会内に設置されている「季節性インフルエンザワクチン製造株について検討する小委員会」における議論を経て、国立感染症研

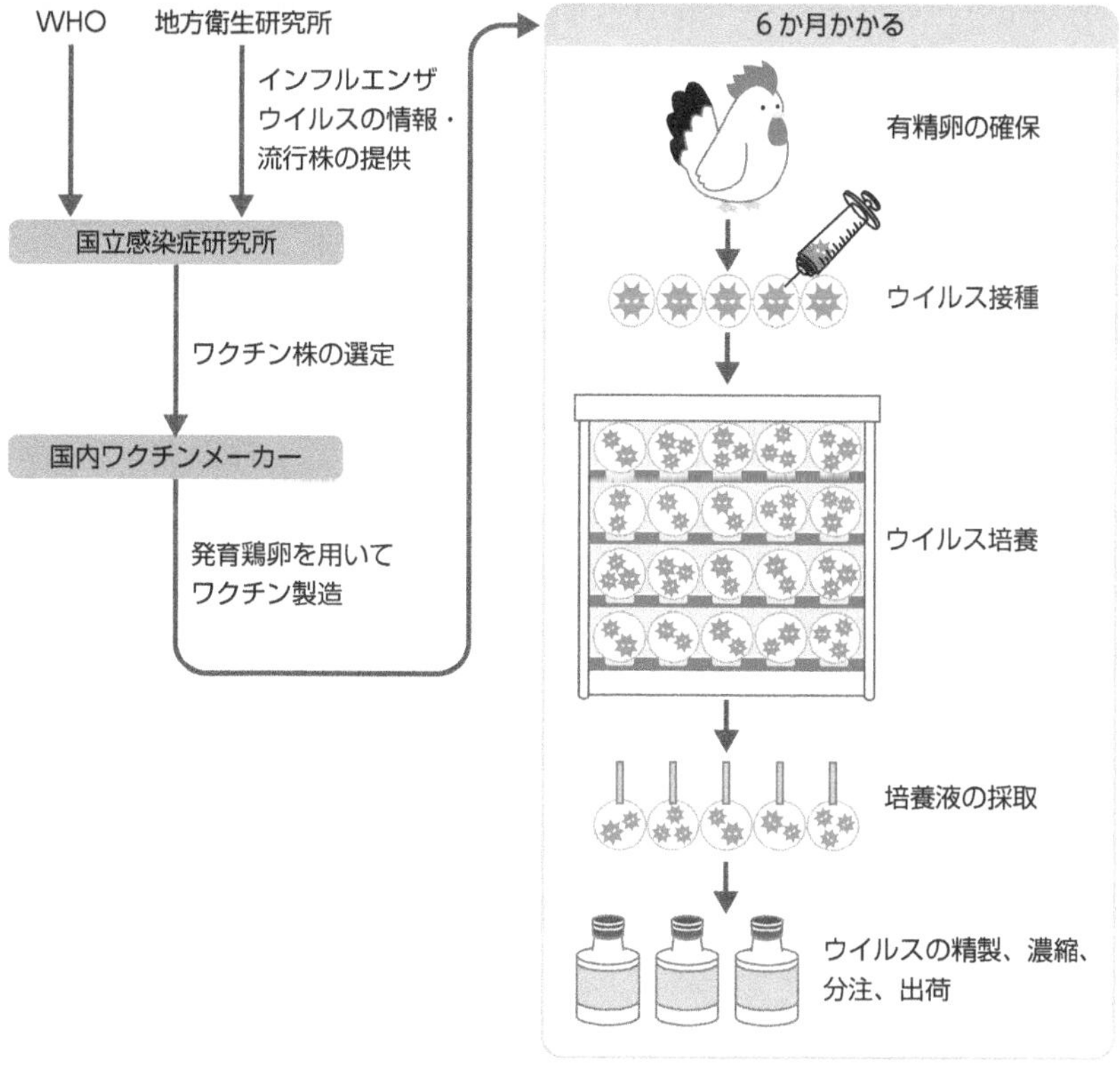

図38　インフルエンザワクチンの製造の流れ

究所は、最終的なウイルス株を選定する。このようにして選定されたウイルスが送られてくると、各ワクチンメーカーは、卵で増えやすくする、馴化《じゅんか》と呼ばれる工程、すなわち卵で増えたウイルスを、また次の卵に接種する、という何回かの継代接種を行う。増殖性が上がってきた段階で、大量の数の発育鶏卵に接種し、その後ウイルスが増えてきた時点で、順次、漿尿液を集め、ウイルス粒子の精製を行う。約半年間の大変忙しい製造期間が終了すると、次は国家検定が8月に始まる。合格した製品は、9月から包装し、やっと出荷への運びとなる。インフルエンザが流行する時季を考慮し、10月中旬から12月中旬ごろまでに、ワクチン接種をすませるのが良い。

(3) HAたんぱく質

ワクチンとしての最終の製品は、漿尿液から精製したウイルス粒子を用いて、HAたんぱく質を多く含む部分を分離し、これをHAスプリット(分けて取り出すという意味)ワクチンと呼んでいる。精製ウイルス粒子は、粒子表面全体が脂肪層で覆われているが、この脂肪層に突き刺さる形でHAも粒子表面全体に分布している。そこで、この精製したウイルス粒子を、エーテルで処理し、その脂肪層を溶かすことで、HAの分離が行われている。このHAたんぱく質を接種されると、このHAに対する抗体が作られる。

HAは、ウイルス粒子の表面にあり、喉や肺に分布しているインフルエンザウイルスのレセプターと結合するときに使われる。ここで、このHAに、ワクチン接種によって作られてきた抗体が先に取りついておくと、ウイルス粒子がレセプターに、結合するステップをブロックすることになる。その結果として、インフルエンザウイルスの感染を予防するのに有効なワクチンとなる。

（4）ウイルスの変異と予測

インフルエンザウイルスは、毎年、姿を変える可能性がある。別のウイルスになってしまうほどの変わり方ではなく、ワクチンなどで上昇してきた抗体からの攻撃をかわすためだけの変異をする。同じ1型のHA（H1）であってもごくごくわずかな変化が起こる。抗体が結合するところに、このような変化が起こると、抗体が結合できないことから、見かけ上はほぼ効かなくなるという大きな変化となる。したがって、ワクチンは次のシーズンに発生すると考えられるインフルエンザウイルスの分離株を決定し、このウイルスの精製粒子からのHA成分をワクチンとしなければ効果がない。ということは、次のインフルエンザシーズンにはどんなウイルスがはやるのかを予測して、そのウイルス株を用いて大量の卵で作っていくことになる。この予測の当たり具合により、今シーズンのワクチンはよく効いた、また効かなかったということになる。

（5）その他の新しいインフルエンザワクチン

細胞培養法については第4章（図29参照）でふれたが、そのほかに興味深い試みとして、鼻の粘膜に噴霧するワクチンや貼るワクチンの開発が進められている。いずれも、注射ではないので、売りのひとつは「痛くないワクチン」である。

①経鼻ワクチン

インフルエンザワクチンを皮下注射で接種すると、インフルエンザウイルスに対して反応する抗体、すなわちイムノグロブリンG（IgG）が作られ、血液中を流れ、全身に行きわたる。皮下注射ワクチン接種法では、鼻に入ってきたインフルエンザウイルスをとらえることができないので、インフルエンザウイルスに感染するのは抑えられないが、重症化を防ぐことができるといわれている。

　鼻の粘膜はインフルエンザウイルスが結合して感染が起こる場所である。インフルエンザウイルス粒子の感染性をなくした形で、鼻の粘膜に吹きつけると、ここでＨＡ成分により刺激されて免疫（最近のはやりの言葉では「粘膜免疫」）が育つ（図39上）。

　鼻の粘膜に吹き付ける経鼻ワクチンの場合はＩｇＧではなく、イムノグロブリンＡ（ＩｇＡ）と呼ばれる抗体が粘膜上に作られる（図39上）。

②舌下ワクチン

　舌にのせて、腸管の粘膜中に存在する免疫細胞に認識させる舌下《ぜっか》ワクチンもＩｇＡの産生を目指した新しい試みである。

　図20で示した母乳中の抗体も同じくＩｇＡであるが、経鼻ワクチンや舌下ワクチンで誘導されてきたＩｇＡは、鼻に入ってきたインフルエンザウ

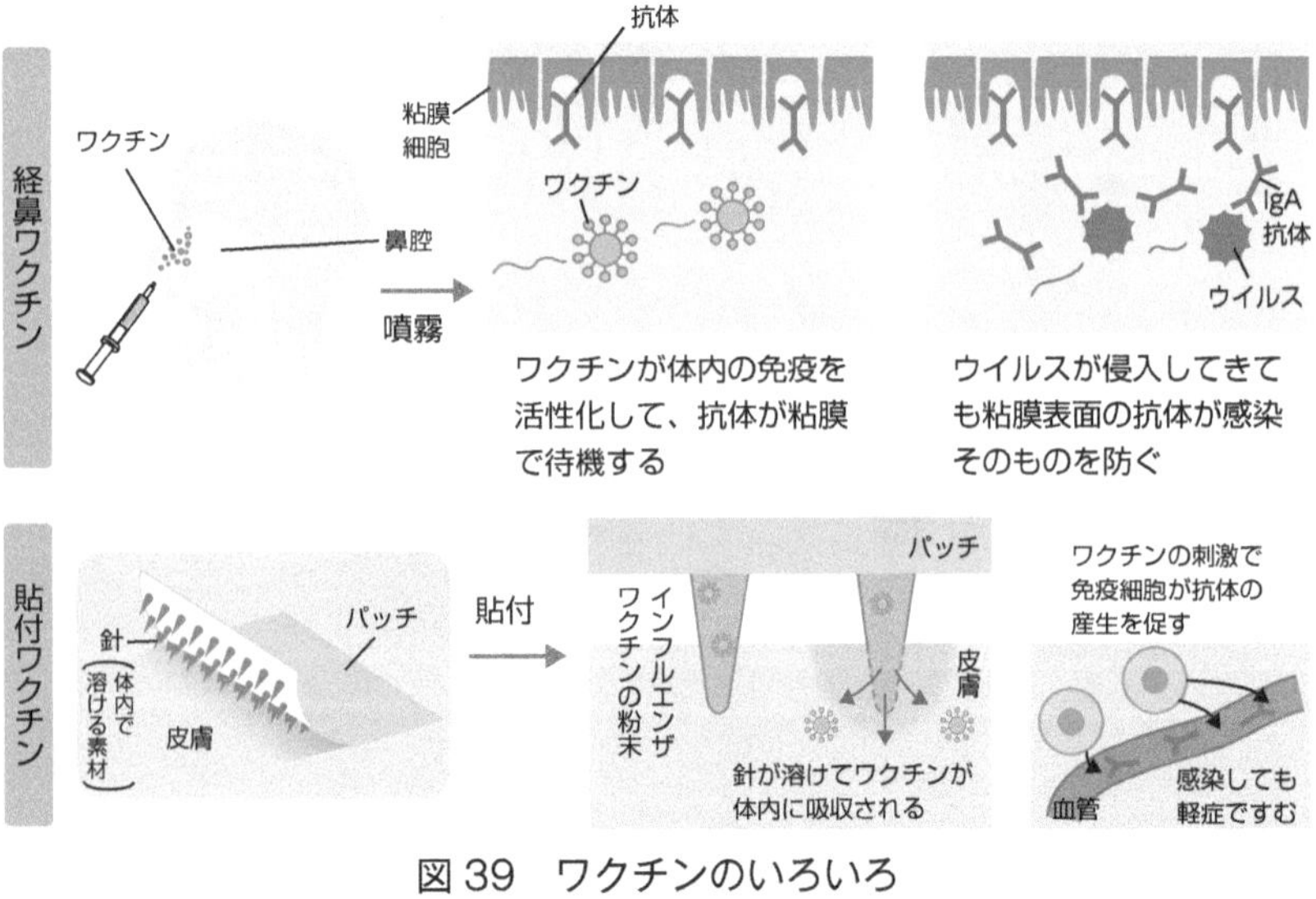

図39　ワクチンのいろいろ

イルス粒子をその場でとらえることができるので、理論上、感染そのものを抑えることができると謳われており、その実用性が期待されている。

③貼るワクチン

貼るワクチンは、ごく小さな針が、生け花に使う剣山のようにぎっしり並んだものを皮膚に貼るもので、針が数分で溶けて、皮下の浅いところ(抗原提示の役目に関する細胞が多く存在していると いわれている)でワクチンの成分が免疫細胞に認識されやすいといわれている(図39下)。針は小さいので、痛さはほとんど感じない。

④インフルエンザ万能ワクチン(ユニバーサルワクチン)

接種されているインフルエンザワクチンはHAたんぱく質を用いたワクチンで、HAは、基本的に傘の構造と軸の構造から構成されている。

傘の部分に、ウイルス粒子が宿主細胞に感染するのに重要な部分がいくつか存在している。HAワクチンを接種された人には、その傘の部分を認識した抗体が作られ、この抗体が感染予防に効果的なはたらきをする。しかし、この傘の部分に対する抗体は、ウイルスが増えるのを抑えすぎる、言い換えると、効きすぎる抗体ばかりを作る傾向があるため、この部分に変異が起こり、作られた抗体と反応しないウイルスが生まれるという結果を招きやすい。

一方、軸の部分にも、ウイルスと結合できる抗体を作ることが可能な部分が存在し、ここは変異が起こりにくい。少し工夫してこの軸を認識する抗体が作られるような形のワクチンにすれば、ウイルス粒子の傘の部分のばらつきの幅が広くても、ウイルス粒子を認識できる抗体を作ることが可能となるはずである(図40)。

ただ、残念なことに、軸の形に対応したワクチンはウイルス粒子に結合する力が弱い抗体しか作れない。その代わり、このようなワクチンで予防すると、ウイルスは姿を変える必要性がそれほど高くはないので、年々新しいワクチンが必要ではなくなるのではないかと考えられる。

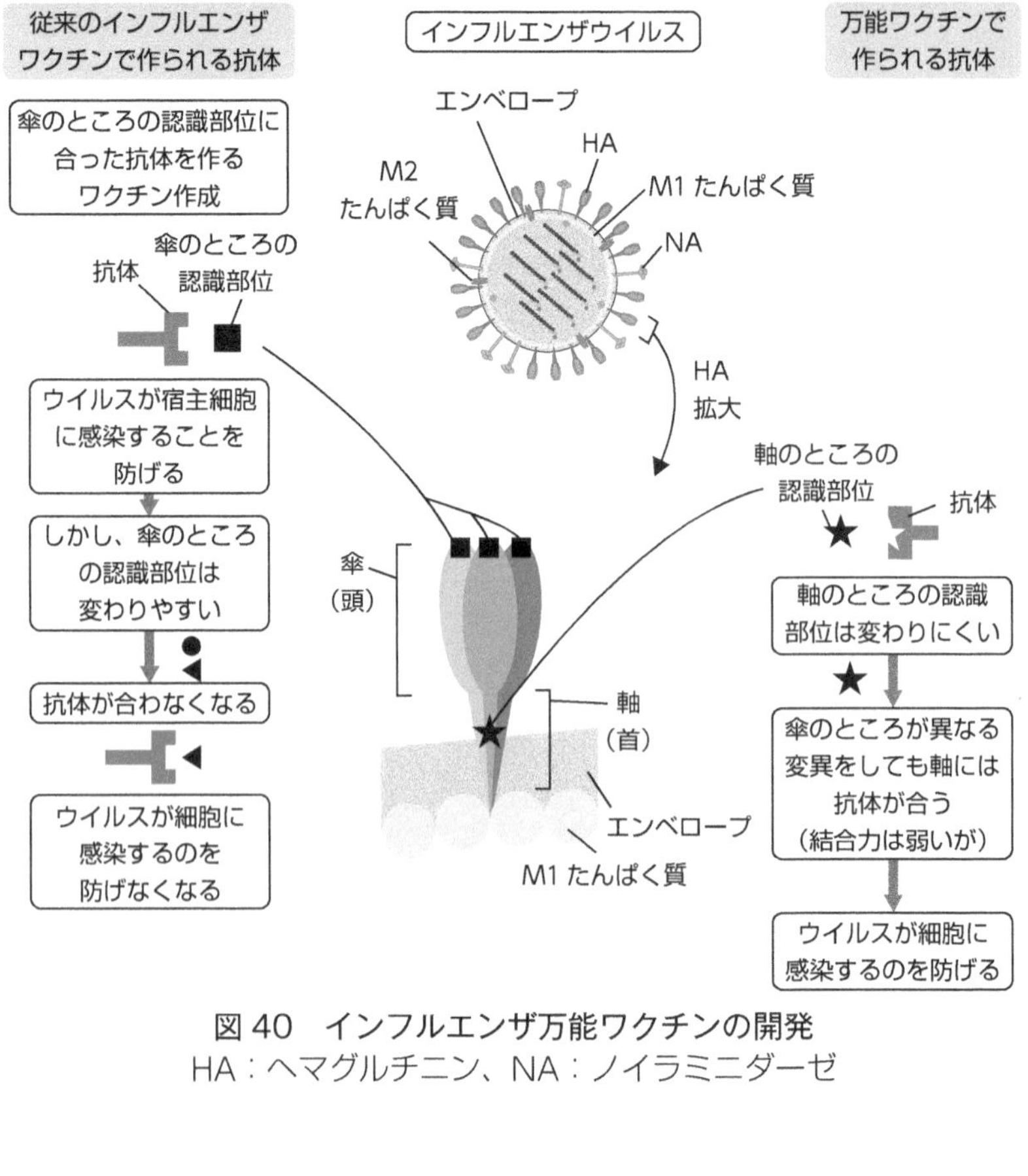

図40　インフルエンザ万能ワクチンの開発
HA：ヘマグルチニン、NA：ノイラミニダーゼ

●職場で感染した風しんウイルスは、妊婦への伝播に注意

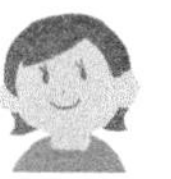

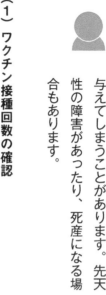

長女（25歳）　風しんウイルスの怖さはどんなところにありますか？

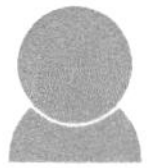

かかりつけ医　妊婦が感染すると胎児に影響を与えてしまうことがあります。先天性の障害があったり、死産になる場合もあります。

（1）ワクチン接種回数の確認

母子感染によりお母さんから風しんウイルスに感染した胎児は、先天性風しん症候群（ＣＲＳ）という、難聴、白内障、先天性心疾患などの障害をもって生まれることが多い。ほぼ30％のＣＲＳ胎児は死産になるといわれている。

妊婦に限らず、通常の2回のＭＲワクチン（麻しんと風しんの混合）を小児の時期に接種していれば、ほぼ問題はない。しかし、ワクチン接種をしたのかどうか、またきっちりと2回接種したのか、1回だったのか、ほとんど記憶にない成人が多い。図41に、２０１９年の麻しん報告患者数７４４人について、ワクチン接種歴の内訳を示した。２０２０年の患者数は13人、２０２１年の5週目現在までの患者数は0人であった。一方、図42に、２０１９年の風しん報告患者数（男性：１８０４人）について、ワクチン接種歴の内訳を示した。女性の風しん報告患者数は５０２人であり、ワクチン接種歴の内訳の結果は、男性と同様の傾向であった。２０２０年の患者数は１００人、２０２１年の5週目現在までの患者数は３人であった。1回だけの接種では十分量の抗体の上昇

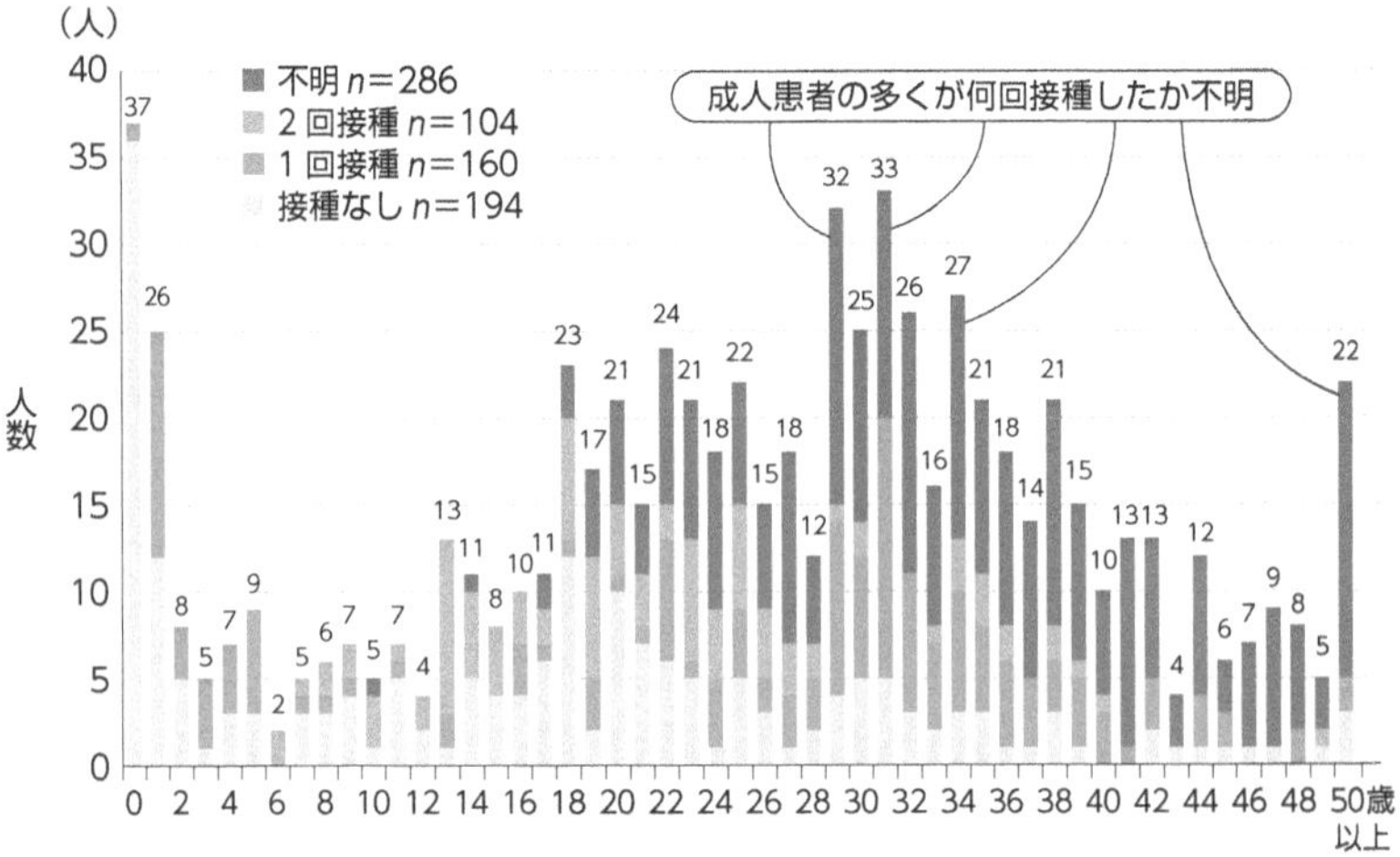

図41　麻しん患者（2019年の報告患者744名）の年齢群ごとのワクチン接種回数

[感染症発生動向調査 2020年1月8日現在]

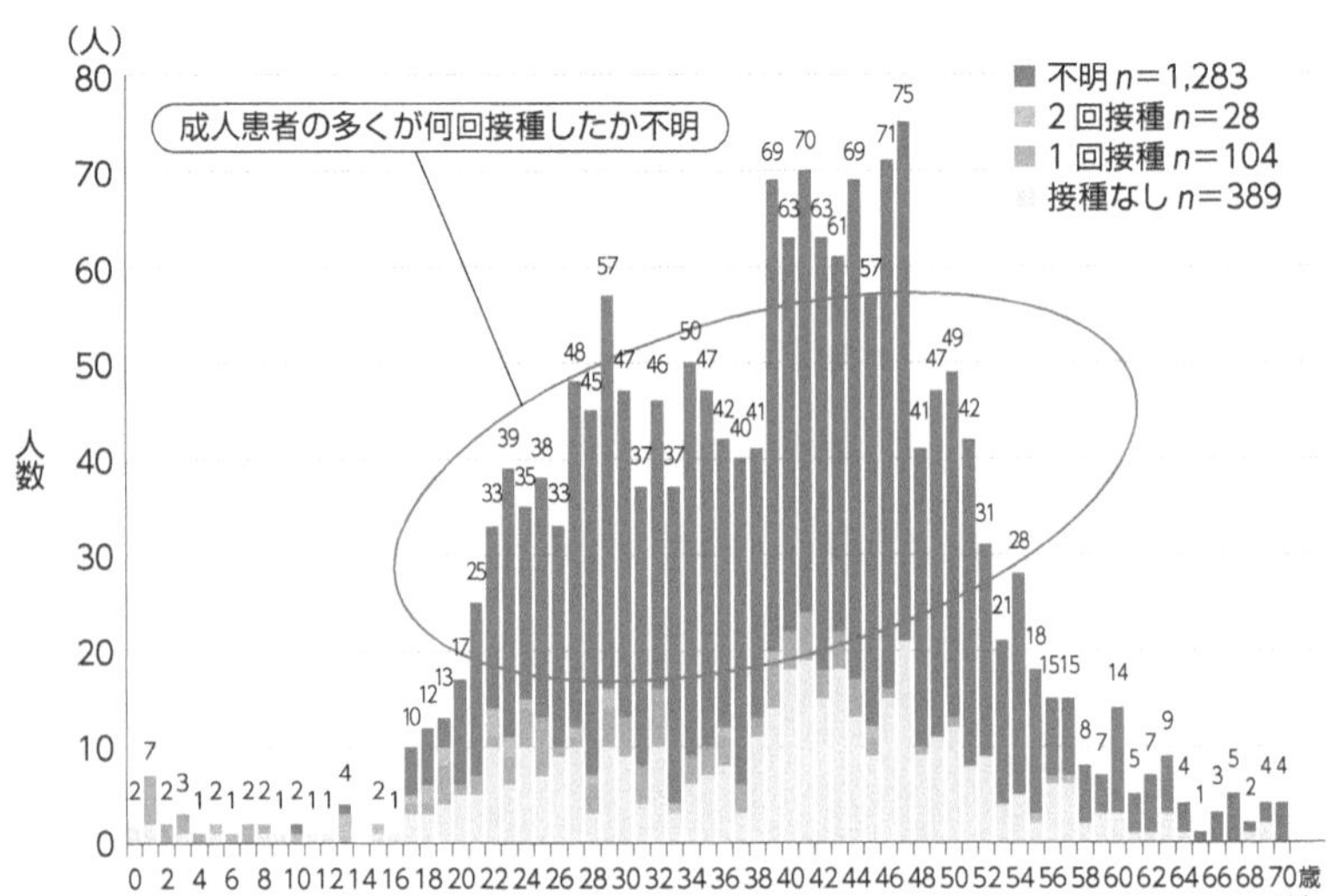

図42　風しん患者（2019年の報告患者男性1,804名）の年齢群ごとのワクチン接種回数

[感染症発生動向調査 2020年1月8日現在]

が認められないこともある。多くは、ウイルスの感染を防ぐだけの免疫（抗体）をもっておらず、この状態で麻しんや風しんが流行している国に旅行や出張などで出かけると感染しやすく、また発症するまでの潜伏期に帰国すれば、検疫所も素通りし、帰国後に発症ということになりかねない。

日本には、母子手帳という素晴らしい制度が確立しているので、これを大切に保管し、子どもが独立するときに本人に渡す、あるいは接種の記録が公に情報として記録されるしくみを作っていくなどして確認できるようにすることも、これからの感染症対策に必要な検討事項といえる。

（2）風しんの発生状況

現在の日本特有の問題として、風しんに対する免疫をもたない世代、特に男性が存在することがあげられる（第5章表3参照）。この点がＣＲＳ患児を産む大きな原因となっている。

近年は、風しん流行が起こると、毎回、男性を中心に大流行を繰り返している。男性が職場からウイルスを持ち帰り、家庭で妊娠している女性にうつす場合が懸念されている。

風しんの患者は数年ごとに大発生する傾向があり、近年では２０１３年前後に１７０００人以上、２０１９年前後で５０００人以上の患者が報告されている。１９９９年から２０２０年までの報告患者数を図43に示す。

風しんの最近の傾向は成人の発症が多いことである（発症例の9割が成人）。症状として、赤い発疹が全身に現れる。ほかに、38℃前後の発熱、耳や首の後ろのリンパ節の腫れ、目の充血、軽い咳などもあるが、これらの症状の出方は人により異なる。成人の症状の傾向は、高熱が出ることもあり、また発疹が長引くなど、重症化することである。

ウイルスの伝播は、飛沫感染と接触感染であり、他のインフルエンザウイルスや新型コロナウイルスなどの呼吸器感染症と同じである。風しんウイルスの排泄期間は、発疹が出る前後約1週間とされており、周囲の人たちにうつさないよう注意する必要がある。

(3) 自治体による風しん対策用クーポン券

先述したように、過去のワクチン行政上の問題は、現在も課題が残っている。その対応として、ここ数年、全国の自治体より対象者(1962年4月2日~1978年4月1日生まれの男性)にクーポン券を送付し、医療機関で風しんの感染を予防できるだけの抗体を保有しているかどうかの検査をし、もし抗体がない、または不十分な量しかもっていないとなれば、医療機関でワクチン接種を受けるというステップを踏んでもらうという企画である。

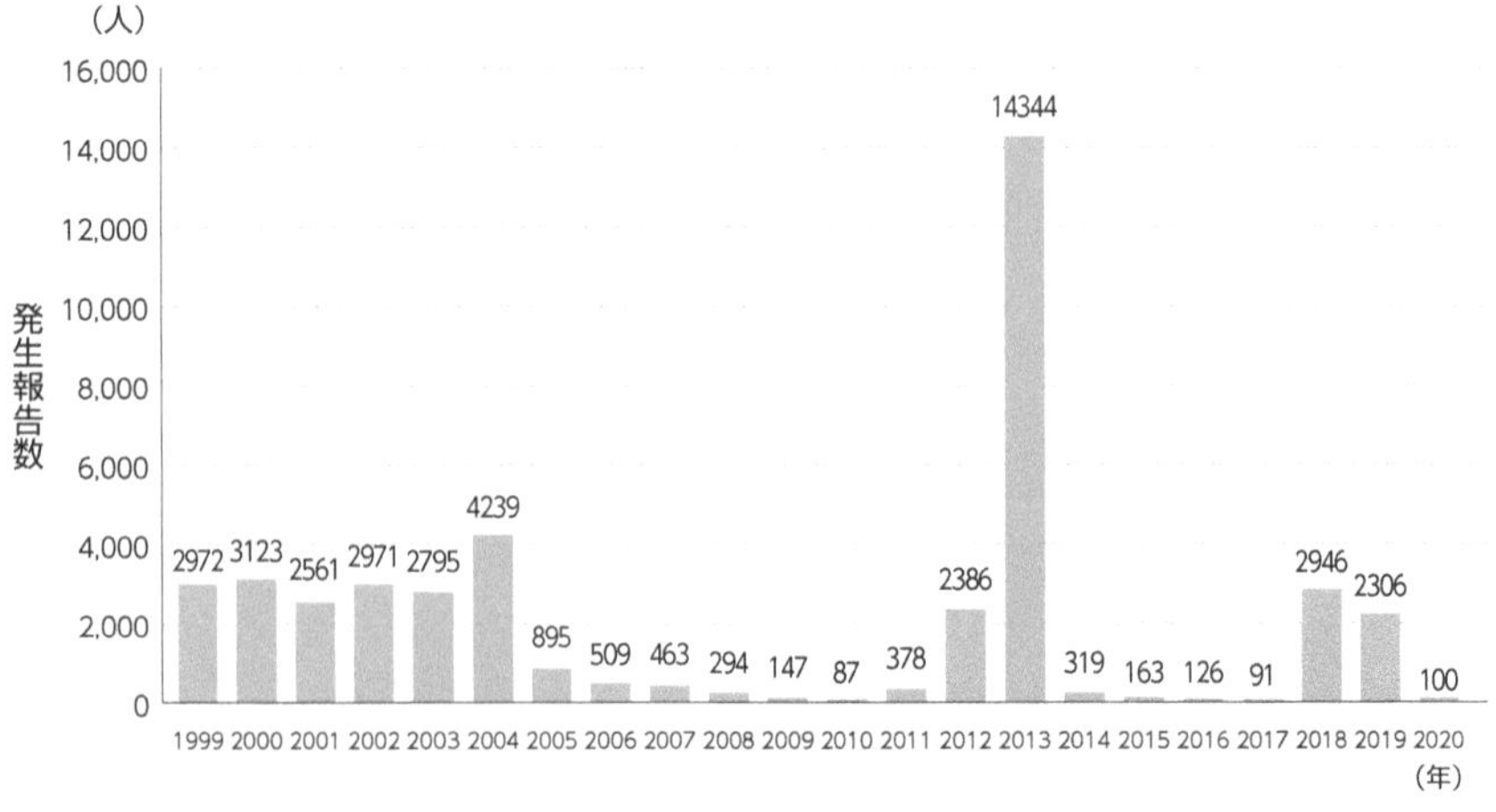

図43 風しんの発生報告数の推移
2007年までは定点、2008年からは全数
[感染症発生動向調査]

しかし、このクーポン券を配布される年代の人たちは、社会の働き手の中心を担っている場合が多く、このために時間を取ることができないという話をよく聞く。実際、この抗体検査とワクチン接種のために数日を要するので、必要性は十分理解できるが、なかなか実行できないのではないかと考えられる。現状では、このクーポン券を使った人たちの割合はかなり低い状態である。

そもそも、国は2020年の東京オリンピック／パラリンピックまでに、風しんの排除を達成する計画であった。日本産科婦人科学会も、2月4日を「風しんの日」（語呂合わせ）に設定し、作成したポスターの配布をはじめ、いろいろな企画に取り組んできたが、ほとんど効果なく、いまだ達成されていないといわざるを得ない。

●麻しんの流行は、海外からの持ち込みが原因に

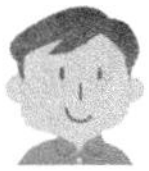

長女の夫（30歳）　日本は「麻しん排除国」になったと聞いたけど、最近でも時々大流行を起こしているよね。

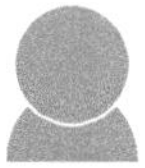

同僚　ワクチン接種が徹底していなかった一定の年齢層が存在するらしい。そういう人たちが、海外の流行国へ旅行や出張で出かけたりすると、現地で感染して持ち帰るらしいな。その結果、日本で次々とうつしてしまうよね。もちろん、海外からの訪日者などから、持ち込まれることもあるよね。

（1）麻しんの流行

２０１５年３月に、ＷＨＯにより、わが国は麻しん排除国として認定された。それ以後、わが国の土着型であった麻しんウイルスＤ５型は検出されていない。

２０１６年８月に、関西国際空港内の事業所において集団発生が認められたが、その原因となった麻しんウイルスはＨ１型で、中国流行型の輸入ウイルスであった。

２０１７年以降は、主として東南アジアで流行しているＤ８型が原因ウイルスとなっている。

このように、麻しんウイルス排除後、わが国の麻しんウイルスの感染状況は、海外からの輸入例と、輸入後に水際で食い止められなかった患者からの感染事例に限られている。２００８年から２０２０年までの発生報告数を図44に示す。

麻しんウイルスに感染すると、約10日後に発熱

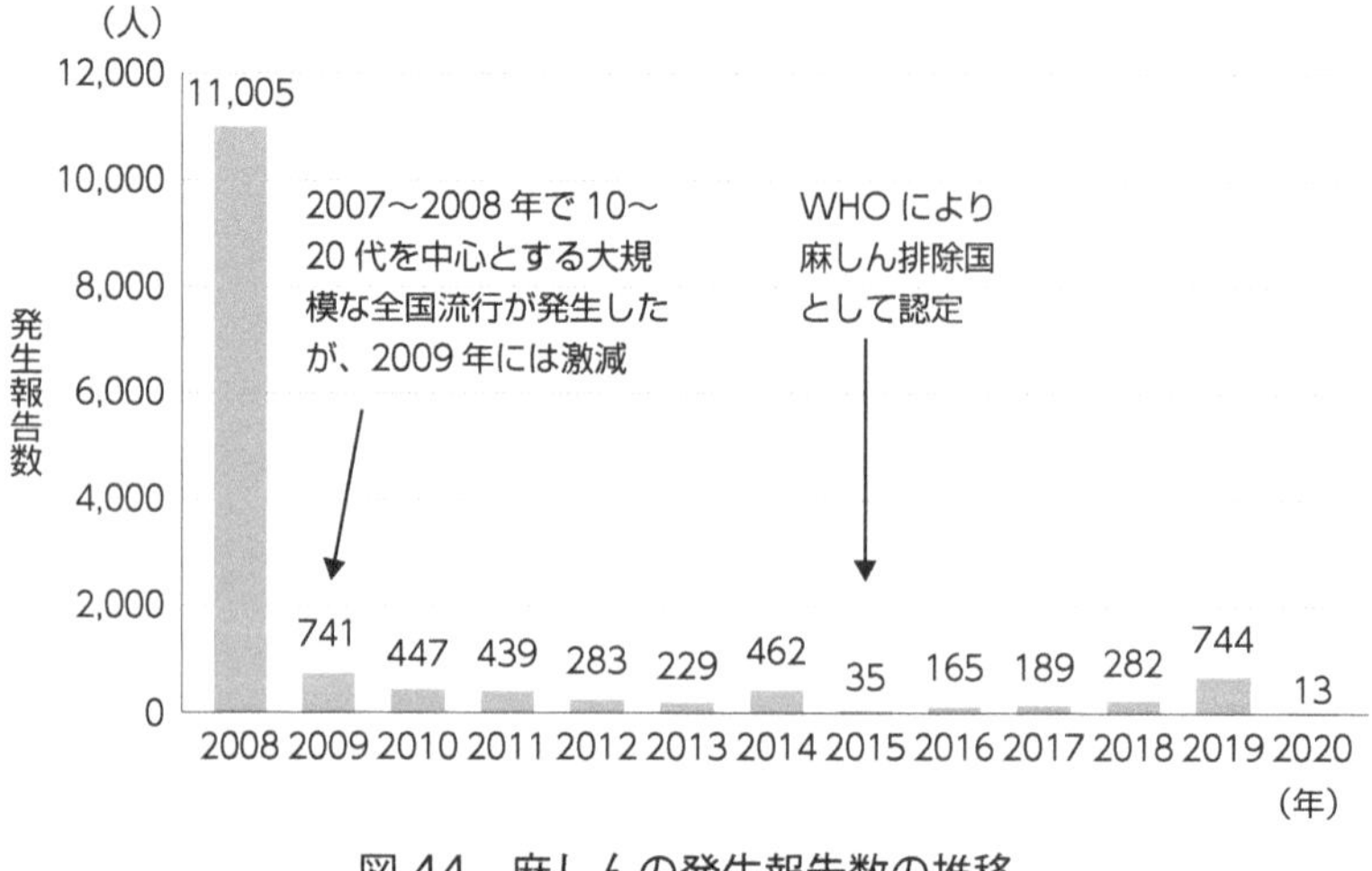

図 44　麻しんの発生報告数の推移

や咳、鼻水など、風邪のような症状が現れ、2～3日熱が続いた後に、39℃以上の高熱と発疹が出現する。肺炎、中耳炎を合併する例や、時に脳炎も発症する場合がある。先進国でも、1000人に1人の割合で死亡例が認められる。

さらに、10万人に1人程度といわれているようにごく稀にであるが、麻しんウイルス感染後に、亜急性硬化性全脳炎（SSPE）と呼ばれる、大変な重症の難病である中枢神経疾患を発症する場合もある。

麻しんの場合も、妊娠中に感染すると、流産や早産の原因となることがあるので、妊娠前にワクチン（風しんのワクチンと同様、麻しんのワクチンも生ワクチンである）接種（2回）を実施しておくべきである。途上国、先進国にかかわらず、麻しんの発生が続いている国へ、2回のワクチン接種を行っていない状態で出かけるようなことがないようにすべきである。また、麻しんの発生がなくなっている国へ出かけ、そこで発症すると感染拡大を防ぐために移動制限が求められる。発症した本人のみではなく、同行者の移動も制限されるので、渡航に関しては注意が必要である。

（2）遺伝子診断

麻しんウイルスは、1つの血清型（免疫学的に区別できる型）しか存在しないので、ワクチン接種の効果が大きい。今では、麻しんの発症はワクチンの2回接種でほぼ防ぐことができる。発症したら、特別の治療法はない。毎年死亡例があるにもかかわらず、ワクチンの弊害を心配してか、ワクチンを接種しないケースが多い。海外の流行国からの輸入ウイルスに対して水際で、いかに早く的確に診断し、次の人にうつさないかがポイントになる。しかし、この麻しんの診断は、臨床症状だけでは診断がつかないケースが多く、今ではほとんど（90％以上）のケースが「麻しん疑い」として、実験室検査（ＰＣＲ（ポリメラーゼ連鎖反応）法による遺伝子検査）に頼っている（図45）。この場合には、臨床診断に比べると、少し時間が必要になるので、水際での遮断が難しい状況となる場合もある。検査結果が出るまでは、「麻しんを疑われている最中なので、ほかの人にうつさないように気をつける必要がある」という啓発によってのみ、そのアウトブレイク抑制を期待している状況である。特に、過去のワクチン接種や母体からの移行抗体など、麻しんウイルスに対する抗体を、不十分ながら少しでももっている場合、症状がより軽症になり、逆に問題となる場合がある。す

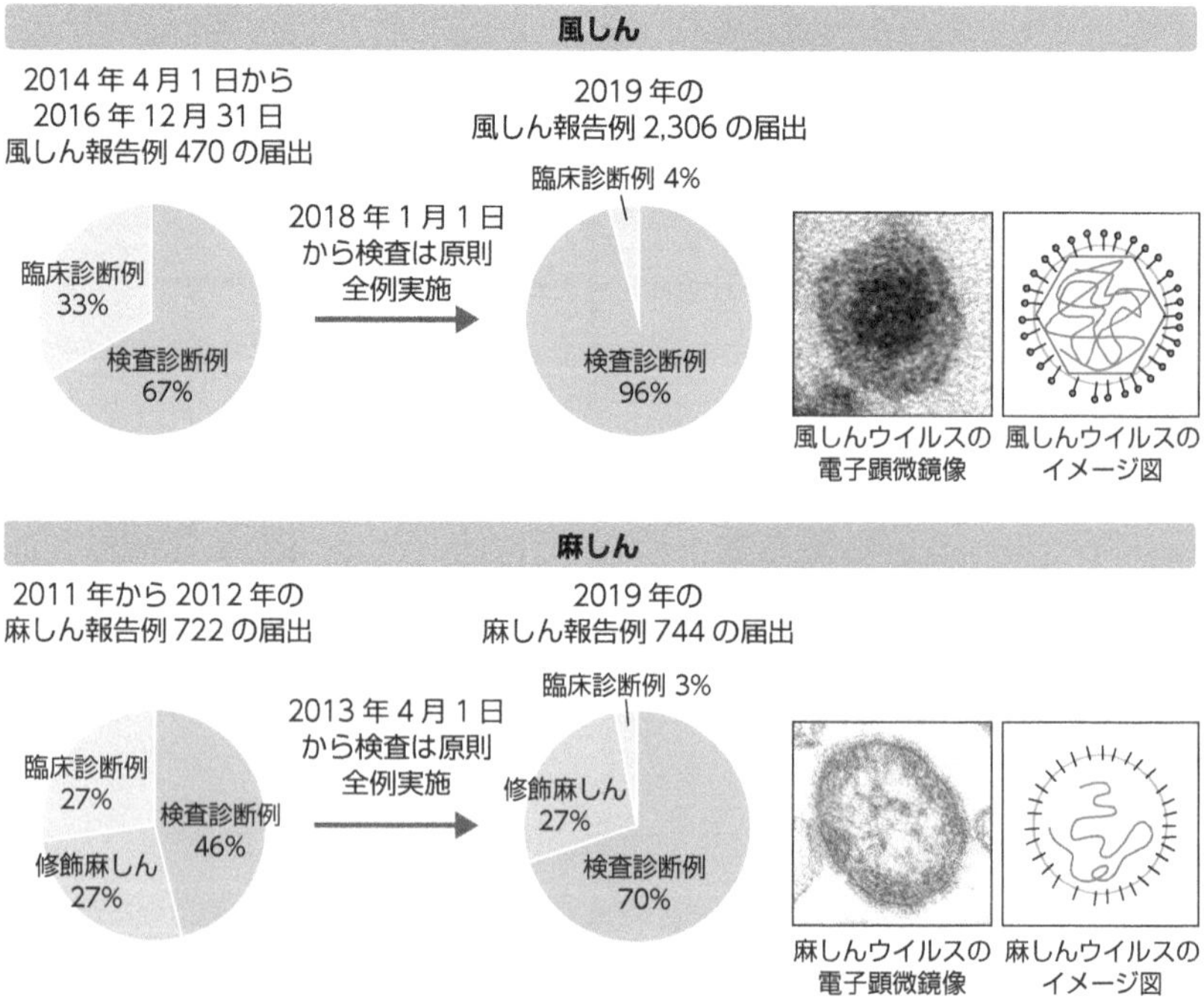

図 45　風しんと麻しんの検査診断と臨床診断
［電子顕微鏡像：国立感染症研究所］

なわち、臨床症状が現れにくく、臨床診断がより困難になる点である。風しんの場合も同様に、多く（90％以上）のケースが、「風しん疑い」として、PCR検査に頼っている（図45）。

●途上国への出張命令が下ったら、感染症を気にしてほしい

多くの企業が海外展開していることが日常となっている現在、職場で働いている若手が、「次は、君がどこそこ（多くが途上国）の代理店に行って、話を詰めてきてくれ」といわれることも多くなっている。しかし、これまでほとんど海外に行った経験がなければ、パスポートやら入国審査、またタクシーや鉄道・バスの乗り方などを調べるのが精いっぱいで、あわただしく出発してしまうことが多いと思われる。ただ、途上国では、麻しんや風しんなど、一般的な感染症がまだ流行しており、日本の昭和前半（麻しん患者は1960年ごろまで数千人規模）の状態に近い場合が多い。また、デング熱など、蚊で媒介される感染症も多い。このような、出張先の国の特徴的な予備知識をもたずに、出かけてしまっている人が多いのではないだろうか。

もちろん、企業によっては、それまでの経験で得られた情報の蓄積があり、有効に活かされているところも多いと思う。また、現地の日本大使館のホームページには、詳しい感染症情報をはじめとして、ほかにも役に立つ情報をあげていることが通常なので、海外旅行の計画の際にも参考にし、出発前に余裕をもって、感染症対策について準備することを勧めたい。

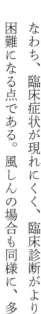

●海外で流行している感染症が国内に持ち込まれる「輸入感染症」が増えている

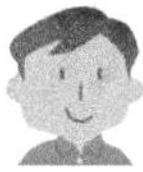

長女の夫（30歳）　海外出張で気をつけることはなんでしょうか？

上司　感染症かな。麻しん、風しん以外にも、途上国にはいろんな感染症があるからね。特に、熱帯地域では蚊に刺されることでうつる感染症がいくつもあるよ。日本に戻ってから発症するのは、「輸入感染症」と言われているよね。

日本は、「麻しん排除国」だが、麻しんを輸入している。

風しんも「輸入感染症」として海外の流行国から持ち込んでいると考えられている。

最近の臨床の現場では、過去には大流行したが、今は少なくなった感染症については、患者を診たこともなく、その臨床診断の結果には自信をもてないという現状がある。

（1）狂犬病

東南アジアへ旅行し、「かわいい」といってイヌの頭をなでた際にガブッとかまれ、狂犬病を発症したケースも、帰国後に的確に診断されていれば、命を落とさずにすんだかもしれない。狂犬病の場合には、指などかまれたところから神経を伝って、ウイルスが脳まで日々移動している。一旦脳にウイルスが到達してしまうと、もう打つ手がなく１００％死に至る。しかし、かまれた段階で、あらかじめ決められているプログラムに従って、すみやかにワクチン接種を行えば、狂犬病ウイルスが脳にたどり着くまでに、上昇してきた抗体が狂犬病ウイルスをとらえて、そこから脳への移動をブロックしてくれる。このように、最初の診断が正しく行われれば、救える道は残っている。

ただ、もうひとつの問題は、狂犬病という名称から、日本ではイヌだけに気をつければ、またかまれなければ大丈夫と考えている人が多い。実際は、イヌだけではなくネコやキツネ、さらにコウモリなど、多くの哺乳動物がこのウイルスの感染に感受性があるという点も知っておくべきである。「コウモリに指をなめられたが、その後でなめられた指がヒリヒリしていた」などの説明があれば、重要な臨床的な判断材料になる。コウモリがこのウイルスに感染していれば、唾液にウイルスをいっぱいためているので、うつされやすい。

ただ、狂犬病の場合の救いは、感染したヒトから別のヒトに、その狂犬病ウイルスをうつすことはない点である。

(2) デング熱

熱帯地域の国々には、いろいろな熱帯感染症が存在し、特に、日本への東南アジアからの輸入感染症として、増加傾向にあるのがデング熱・デング出血熱である（図46）。ネッタイシマカと呼ばれるやぶ蚊の一種によって媒介され、感染が広がっていく。デングウイルスに感染したヒトの血液を吸った蚊が、別のヒトの血液を吸う際にウイルスをうつす。デングウイルスは、蚊の体内でもウイルスを増やし、その後に唾液腺細胞にまで移り、そこでも増えるので、蚊の唾液中には多量のウイルスが存在する。したがって、吸血時に唾液を注入することにより、ウイルスを効率よく媒介することになる。

2014年8月、代々木公園で、海外渡航歴がなく、公園内で蚊に刺されてデング熱を発症した患者が発生し、その後も次々と新たな患者の報告があり、合計160件にも上った（図46）。誰かが海外で蚊に刺されて、おそらくまだ発症前の潜伏期にある状態で帰国し、代々木公園で蚊に刺されたことからスタートし

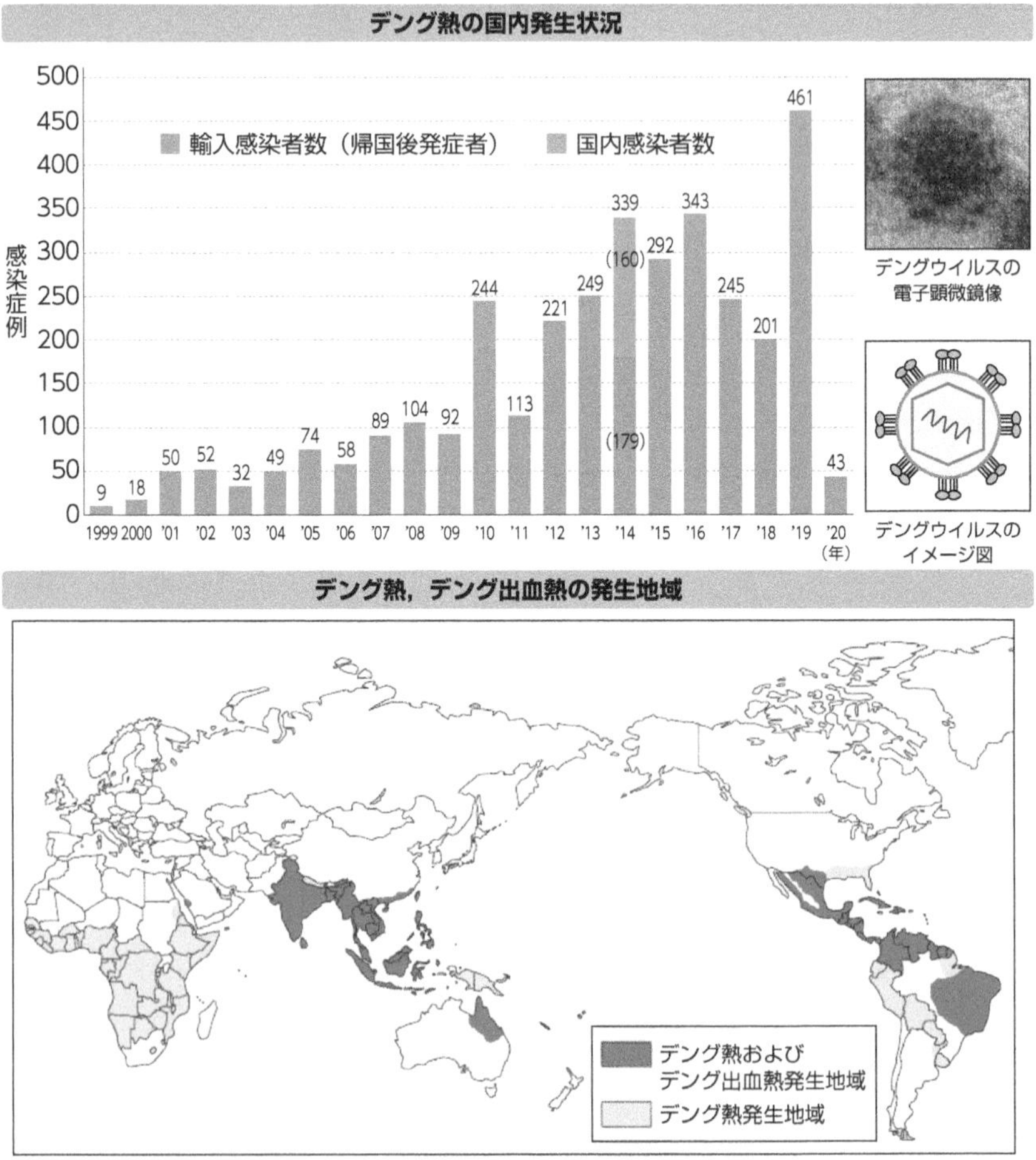

図46　デング熱の報告患者数と発生地域
［上：感染症発生動向調査、電子顕微鏡像：国立感染症研究所、下：WHO、CDC資料より国立感染症研究所作成］

ていると考えられる。熱帯地域では、ネッタイシマカという蚊が媒介しているが、日本にはこの蚊は生息していない。しかし、同じ働きをする、ヒトスジシマカと呼ばれる同じくやぶ蚊の仲間が生息しており、デングウイルスの媒介役になっている。蚊で媒介される感染症は多く、マラリア、日本脳炎、黄熱、さらにブラジルオリンピックのときに流行が拡大したジカ熱などが含まれる(表4)。

このように、海外の出張先で蚊に刺されても、すぐに症状が出るわけではなく、感染症の原因となる病原体を日本に持ち込んでいるという自覚がないのが実情なの

表4　蚊の種類と媒介する感染症

蚊の種類		国内分布地域	吸血時間帯	感染症
ヒトスジシマカ	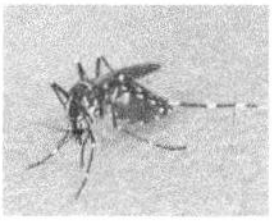	青森県以南の地域	日中 (朝方〜夕方)	デング熱 チクングニア熱 黄熱 ウエストナイル熱 日本脳炎 ジカ熱
ネッタイシマカ	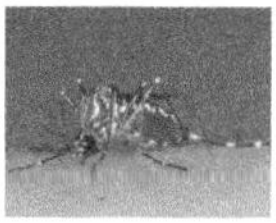	生息していない	日中 (特に早朝・夕暮れ前)	デング熱 チクングニア熱 黄熱 ウエストナイル熱 ジカ熱
コガタアカイエカ	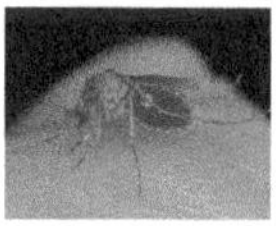	日本各地	夜間	日本脳炎 ウエストナイル熱
ハマダラカ (シナハマダラカ、コガタハマダラカ)	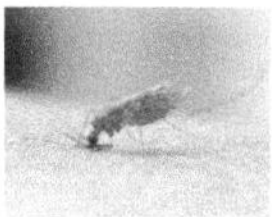	シナハマダラカ：日本各地 コガタハマダラカ：宮古・八重山諸島	夜間	マラリア (シナハマダラカ：三日熱) (コガタハマダラカ：熱帯熱)
アカイエカ	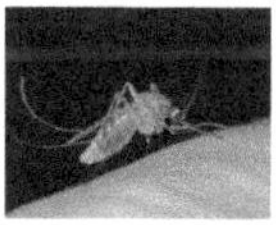	北海道から九州	夜間中心	日本脳炎 ウエストナイル熱

[画像：国立感染症研究所]

で、その対応はやっかいである。

デング熱については、海外で感染し、帰国後に発症した例が年々増える傾向にある（図46）。

なお、厚生労働省検疫所の情報サイト（FORTH）に、世界各国それぞれの感染症の流行状況や予防法などがまとめられている。

●アジア地域からの輸入感染症

国や地域ごとに分布している感染症に違いがあるので、周辺国（図47）の特色をまとめた。

①中国

北京では、5～10月ごろまで、赤痢や腸チフスなどの消化器系の感染症が多い。また、北京や上海では、狂犬病の感染例の報告がある。鳥インフルエンザ（H7N9）に感染した患者の発生も報告されている。雲南省などの中国南部では、マラリ

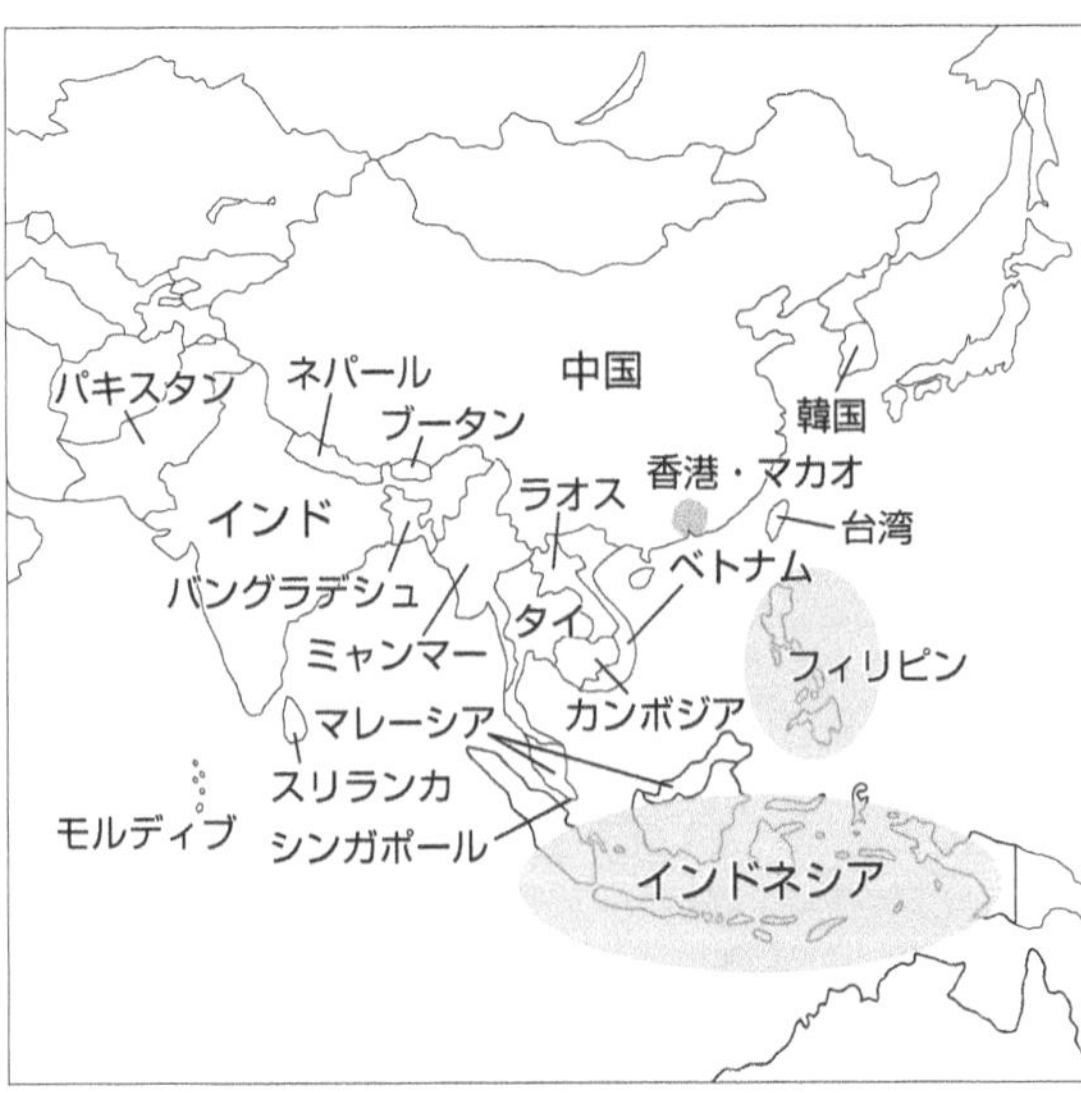
パキスタン
ネパール
中国
韓国
ブータン
香港・マカオ
インド
ラオス
台湾
バングラデシュ
ベトナム
タイ
ミャンマー
フィリピン
カンボジア
マレーシア
スリランカ
モルディブ
シンガポール
インドネシア

図47　アジア地域の国々

アの発生についての報告もある。そのほか、湖や河川地域では、住血吸虫症の発生があるので、汚染された水が皮膚に触れないよう、注意が必要である。

A型肝炎、B型肝炎、破傷風、また狂犬病や日本脳炎のワクチンを接種しておくことが勧められる。

②台湾

夏には細菌性赤痢、A型肝炎など、消化器系の感染症の発生が多くなる。3～11月にデング熱の発生が見られる。また、日本脳炎が稀に発生する。

A型肝炎、B型肝炎、破傷風、それに日本脳炎のワクチンを接種しておくことが勧められる。

③タイ

熱帯モンスーン気候で、雨季と乾季の2つの季節がある。最も多い感染症は、食中毒や消化器感染症である。生水を飲むのは避ける。デング熱やチクングニア熱も流行している。南部ではマラリアに感染する可能性がある。また、狂犬病も毎年患者の報告がある。最近は、狂犬病患者が増えている。

A型肝炎、B型肝炎、破傷風、狂犬病、それに日本脳炎のワクチンを接種しておくことが勧められる。

④フィリピン

熱帯性気候であり、雨季と乾季がある。腸チフス、アメーバ赤痢、細菌性赤痢、A型肝炎など、1年を通して、経口感染する消化器系の感染症が多い。雨季にはデング熱の流行がある。また、狂犬病患者も毎年報告がある。時に、日本脳炎の発生も見られる。２０１９年には、ポリオ（急性灰白髄炎。ＷＨＯは追加接種をすることを勧めている）の患者2例（3歳女児と5歳男児）が発生した（フィリピンは２０００年、ＷＨＯによりポリオ根絶国として承認されていた）。

A型肝炎、B型肝炎、破傷風、ポリオ、狂犬病、それに日本脳炎のワクチンを接種しておくことが勧められる。

⑤インドネシア

熱帯性気候である。雨季と乾季がある。アメーバ赤痢、細菌性赤痢、コレラ、腸チフス、A型肝炎など、経口感染する消化器系の感染症が多い。また、デング熱も多い。チクングニア熱も流行している。日本脳炎の流行も見られる。マラリアや狂犬病のリスクもある。特に、麻しんが流行しており、日本人旅行者によるウイルス輸入例が多い。

A型肝炎、B型肝炎、破傷風、狂犬病、それに日本脳炎のワクチンを接種しておくことが勧められる。また、2回の麻しんワクチンを接種していることを確認後に渡航すべきである。

⑥シンガポール・マレーシア

両国とも、熱帯雨林気候である。A型肝炎、腸炎ビブリオ、細菌性赤痢、腸チフスなど、経口感染する消化器系の感染症が多いので、生の魚介類や野菜を食べないようにすることが大事である。また、生水も飲まないことが勧められる。デング熱、チクングニア熱の流行があり、時に、日本脳炎の発生も報告されている。マラリアの発生例は多くない。

マレーシアでは、1999年3月に急性脳炎が多発し、オオコウモリに由来するニパウイルスがブタにうつり、そのウイルスがヒトに感染したことが原因であることが究明された（約100万頭のブタが殺処分され、105名の患者が死亡した）。現在では、マレーシアからの患者報告はなく、バングラデシュやインドにおける流行が報告されている。

A型肝炎、B型肝炎、破傷風、それに日本脳炎のワクチンを接種しておくことが勧められる。

⑦ベトナム

高温多雨である。細長い国土なので、南北で気候は大きく異なる。アメーバ赤痢、A型肝炎、コレラなど、経口感染する消化器系の感染症の報告がある。また、雨季に全国で、デング熱、日本脳炎、マラリアなど、蚊が媒介する感染症の発生が見られる。狂犬病の患者報告も見られる。

A型肝炎、B型肝炎、破傷風、狂犬病、それに日本脳炎のワクチンを接種しておくことが勧められる。

⑧インド

北部の平野、内陸部、海岸部、砂漠地域で気候は大きく異なり、冬、夏、モンスーンによる雨季、モンスーン明けの4つの季節がある。腸チフス、パラチフス、細菌性赤痢、アメーバ赤痢、コレラ、A型肝炎、E型肝炎など、経口感染する消化器系の感染症が多い。狂犬病の患者は、世界で最も多い国である。マラリアやデング熱は1年中見られる。チクングニア熱や日本脳炎などは、蚊の季節に患者数が増える。

A型肝炎、B型肝炎、破傷風、狂犬病、それに日本脳炎のワクチンを接種しておくことが勧められる。

●2009年のパンデミック型インフルエンザ、水際作戦

2009年4月に、突然メキシコから新しいインフルエンザウイルスの発生があった。このウイルスは、ブタの間ではやっていたウイルスと、ヒトの間ではやっていたウイルスの遺伝子が混じり

合った、新しいタイプのウイルスであった。このウイルスの由来になったブタのインフルエンザウイルスは、スペイン風邪の子孫とされるブタのウイルスと、ヒトの香港型ウイルス、トリのウイルスの3種類の遺伝子が混じり合ってできたもので、このウイルスがヒトへの感染力を長年かかって獲得したのではないかと考えられている。

冬から春に移る時季であったので、日本はインフルエンザのシーズンがそろそろ終わるころであったが、南半球のオーストラリアなどではインフルエンザシーズンに突入するころであった。この新しいウイルスは、皆、これまでに感染した経験がないので、このウイルスの感染を防ぐことができる抗体はもっていない。したがって、予想通り、一気に世界中に広がってしまった。これは、2019年末に発生した新型コロナウイルス（SARS-CoV-2）と同じ現象である。

この新しいインフルエンザウイルスの型はH1N1であった。ところが、それまでに、ヒトの間でも流行していたソ連型と呼ばれるH1N1に感染した経験のある人が学習してきた免疫（抗体の蓄積）が、この新しいH1N1にはほとんど効かなかった。そのせいで、世界を駆け巡り、多くの人が感染してしまった。特に、若者が感染する割合が高かった。高齢者になるほどに、免疫学的に学習してきた経験が長く、対応できるウイルスのレパートリーも広くなっていたからなのか、それほどの感染率ではなかったことが幸いであった。不思議なことに、同じH1N1であるそれまでのソ連型は姿を消して、この新しく出現した、H1N1pdm09と名づけられたウイルスが、その後は毎年、表舞台の代表格になってしまっている。日本ではこの新しいウイルスを「新型」と呼んでいる場合が多いが、定義からは同じH1N1なので、国際的にはこの型は過去にも存在していることから新型とは呼ばず、「パンデミック（世界流行）型（英語ではpandemicなので、略してpdmと表現）」と呼ばれている。

当時、このメキシコ発のウイルスが日本にもやってくるかもしれないので、水際作戦により空港で食い止める必要があり、北米などから帰国した、あるいは日本を訪問予定の旅行者に対して、機中で全員に検査を求めるという、極めて厳しい検疫検査を行った。それぞれの国際空港では機内で、「インフルエンザの迅速診断」が可能なイムノクロマト法（例の綿棒で鼻の奥をこすられる検査法）による検査をパスしなければ放免にならなかった。もちろん、まだパンデミック型だけをとらえるキットは開発されていないので、従来のインフルエンザキットが使われた。したがって、このキットでは、A型インフルエンザウイルスであるソ連型（H1N1）や香港型（H3N2）に感染している場合も同じく陽性となり、このパンデミック型ウイルスの感染者を特定するためにはＰＣＲ検査が必要であった。

しかし皮肉なことに、まもなく発生した日本での感染者の第一号は、海外渡航歴のない高校生であり、この高校生を中心に感染者が次々と確認されていった。これは、何を意味するのであろうか？

一部の種類のウイルスでは、感染しても、必ずしも全員に症状が出るわけではないことは専門家の間では知られていた。症状が現れる感染の場合は「顕性感染」、症状が現れない場合は「不顕性感染」と呼んでいる。不顕性感染の場合、感染した人は、ウイルスを増やして吐き出しているにもかかわらず、熱も特に高いわけでもなく、咳もない（無症状）。したがって、空港の検疫を問題なく通過し、街に出て行ってしまった人がいた。そ

れたと考えられる。

また、日本のあちこちで市町村の合理化、再編成・統合と称した掛け声で、保健所や公立病院の定員削減、予算の削減などを進めすぎたところに、今回の新型コロナウイルス感染症（COVID–19）の出現により、ＰＣＲ検査も思うように進められない現状がある。

少なくとも日本においては、危機管理の考え方・進め方について、このような経験が、今後、活かされるように真剣に検討していく必要がありそうである。

の結果、たまたま周辺にいた人にうつってしまった。その人の飛沫（しぶき）を介してなのかどうかは不明であるが、なんらかのタイミングで国内において感染し、臨床症状が出てしまった例であると考えられる。

２０２０年のSARS–CoV–2の、日本国内への持ち込みも、感染しているがまだ発症前の状態であったか、すでに発症してもおかしくない日数を経過している不顕性感染者であったかは不明であるが、空港の検疫所を難なく通過し、中国ですでに感染していたであろう人たちによって持ち込まれたと考えられる。

●解熱剤を飲んで、検疫所を通過するケースもあり

SARS–CoV–2の、日本第一号の感染者は、武漢に帰国していた日本在住の中国人男性で、解熱剤を飲んで帰国していたことが判明した。この場合は不顕性感染例ではないが、解熱剤を飲んでいると、まさに不顕性感染と同じ状態で検疫を素通りできてしまっている。このような強烈な感染症が

発生し、そのほぼ100%の発生が海外で起こっている現状では、今の日本の検疫システムのように、発熱が見られるかどうかだけの検疫チェックでは役に立たなくなってきている。しかし、それに代わる良い方法がないのも事実である。このあたりの画期的な検出系の開発が模索されている。その成果を世界が待っている。

この点に関するもうひとつの懸念は、感染してから症状が出るまでの潜伏期にある状態でも、たまたま近くにいる人にうつす可能性があるのかどうか、という点である。潜伏期の定義は、「感染してから症状が出るまでの期間」とや

◆感染症講座◆顕性感染と不顕性（無症状）感染

一般に、ウイルスに感染すると特徴的な症状が現れ、これを顕性感染という。ところが、ウイルスによっては、感染しても症状が現れない状態で、ウイルスがからだの中で増え、放出している場合があり、これを不顕性感染という。ウイルスの種類によって、次のように、感染者のかなりの割合の人にこの不顕性感染例が認められる。

①パレコウイルス：成人の75%
②ノロウイルス：30～50%
③デングウイルス：50～70%
④インフルエンザウイルス：38%
⑤風しんウイルス：15～30%
⑥ムンプス（おたふく風邪）ウイルス：20～30%
⑦水痘（水ぼうそう）ウイルス：ほとんどなし
⑧麻しんウイルス：ほとんどなし（修飾麻しん、修飾水痘：抗体価が不十分な場合、感染は成立するが、症状は典型的なものではなく、軽症になることが多いので、臨床症状を見ての臨床診断が困難。このような場合には、診断は遺伝子の検出による、高感度な診断（PCR検査）が必要になる）
⑨新型コロナウイルス：グループにより報告されている割合は大きく異なるが、30%かそれ以上と考えられる。不顕性感染者からうつされても、不顕性感染者になるとは限らず、重症例になるまで病気が進行するかもしれない。

や曖昧で、人によって症状が出る、または自覚するのは、どれほどのウイルス量がからだの中で作られたときなのか、と考えるとおそらく個人差が大きいと考えられる。したがって、検疫所のサーモグラフィーが検知しない程度の体温の状態で、すりぬけてしまい、その後で近くの人にうつすことは可能なレベルというのがあるのかもしれない。

●潜伏期とウイルスの感染力（伝播力）に注意

ウイルスは感染すると、感染した細胞内で増殖を始め、徐々にからだから放出するウイルス量も増えていく。体内のウイルスの量が一定量に達すると、からだに症状が現れ始める。感染した後、からだに症状が現れるまでの期間を潜伏期といっているが、通常、ウイルスの放出はすでに始まっており、ウイルスによってはこの潜伏期の後半になれば、周囲の人にうつし始めている可能性はある。いくつかのウイルスの潜伏期について図48と図49に示した。

インフルエンザウイルスの場合には、感染から発症までの潜伏期は１～５（平均３日）日間といわれているが、すでに発症の１日前からウイルスの放出が始まっており、症状が出始め３日ほどまでウイルスの放出が持続するといわれている。

麻しんウイルスや風しんウイルスに感染すると発疹が現れるが、その発疹が現れる前後の長い間、周囲への感染伝播の可能性があり、注意が必要である。

一方、２００２年に発生したSARS-CoVに感染す

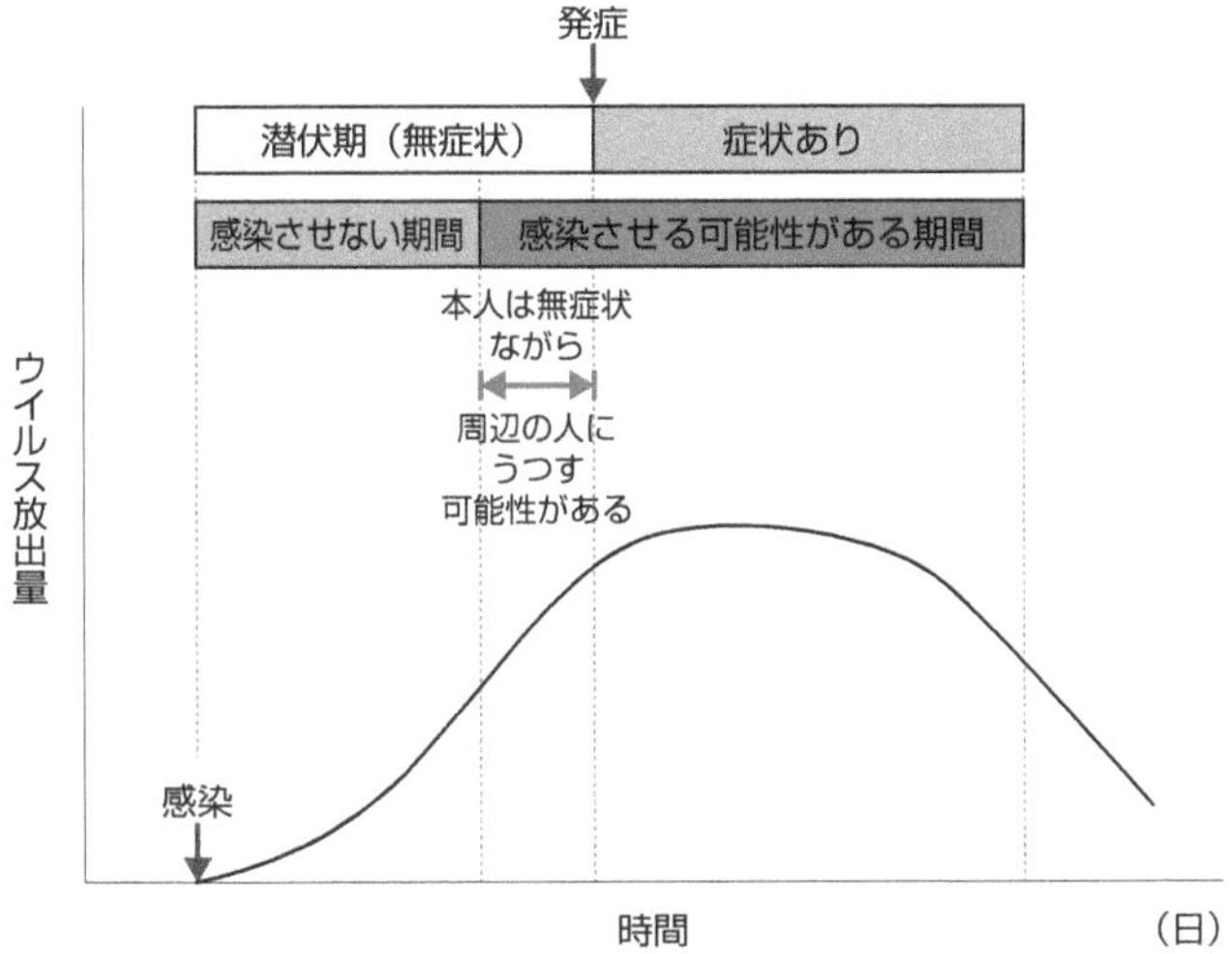

図 48　一般的な感染のウイルス放出量と発症

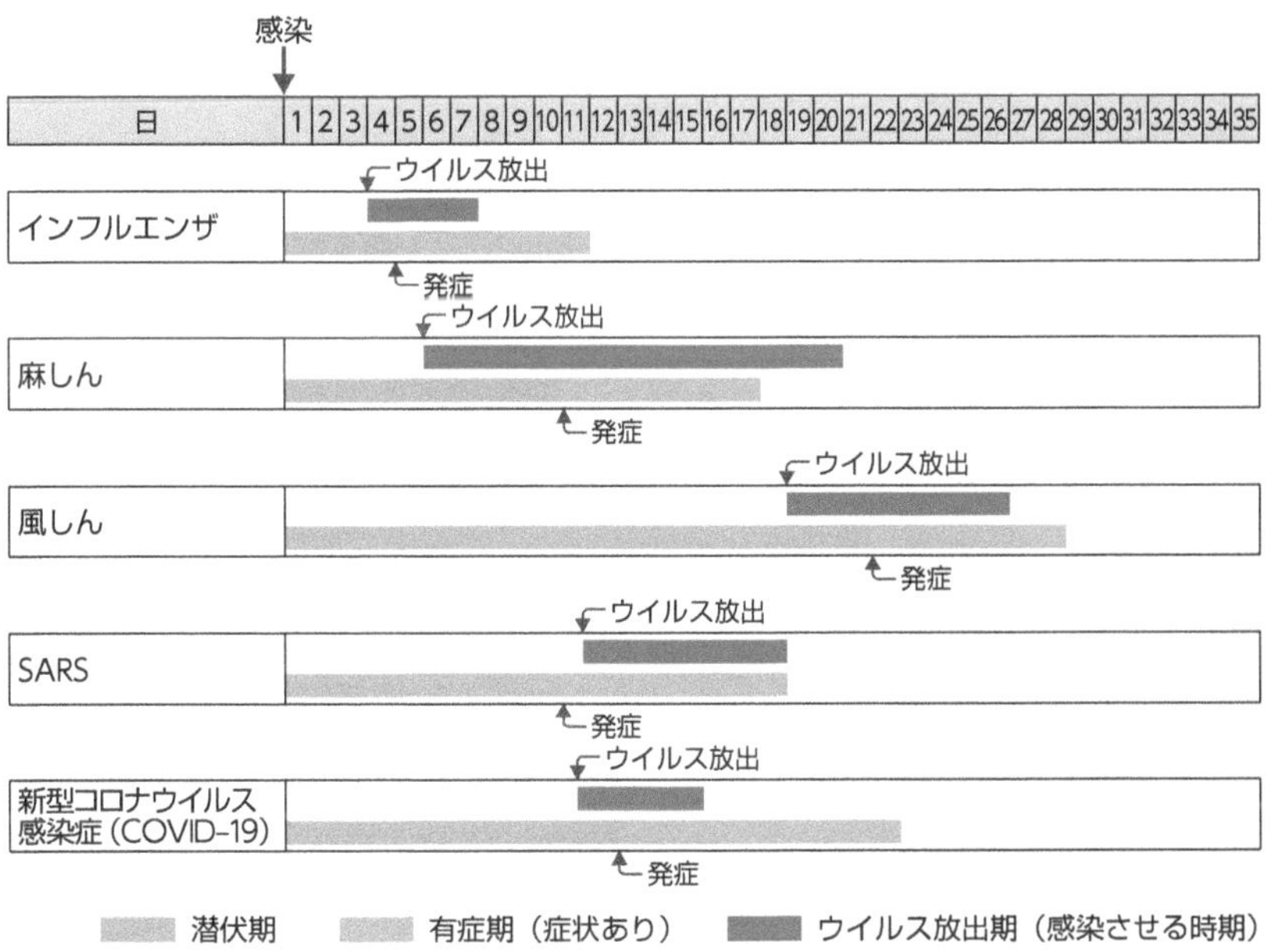

図 49　潜伏期、有症期とウイルス放出期の比較

ると、潜伏期間中（感染後2～10日）の周囲への感染伝播の可能性は低いとされている。ところが、現在流行しているSARS-CoV-2は、潜伏期における感染伝播の可能性が高い、と話題になっていた。その後、現段階では発症の2～3日前からうつす可能性があるとされている。このように、SARS-CoVに比べると、潜伏期間も長く、発症の2～3日前からウイルスの放出が始まり、しかもそのウイルス量も多いことが報告された。感染者本人も病気の自覚がなく、普段通りに生活し、多くの人に会っていると考えると、新型コロナウイルスは感染が非常に広がりやすいウイルスであることがうかがわれる。

●多くの人が集まる「マスギャザリング」を想定しなければならない

２０２０年に開催予定だった東京オリンピック／パラリンピックは1年延期で２０２１年開催予定となった。開催にあたっては、世界中から大勢の人が集まってくる。このように、多くの人が集まることを「マスギャザリング」と呼んでいる。新型コロナウイルスよりも、もっと病原性の高い、たとえばエボラウイルスなども、持ち込まれた際にどう対応するかを想定する必要がある。

病原体には、その病原性の強さ、またワクチンがあるか、治療薬があるかなど、それぞれの場合で状況が異なってくるので、その危険度が総合的に判断され、どの程度の安全性を確保した施設で扱う必要があるかが国際的に決められている。すなわち、バイオセーフティレベル（ＢＳＬ）が4

段階に分けられている（ＢＳＬ－１〜ＢＳＬ－４）（図50）。ＢＳＬ－１実験施設では生ワクチン株のような、安全なものを扱う。ＢＳＬ－２実験施設では麻しんウイルスや風しんウイルス、またインフルエンザウイルスなどを扱う。ＢＳＬ－３実験施設は結核やＨＩＶなどを扱う場合に必要な施設となっている。日本は、長い間、ＢＳＬ－４の実験施設は国立感染症研究所（武蔵村山市にある村山庁舎）に設置されてはいたが、ＢＳＬ－３として運用していた。２０２０年の東京オリンピック／パラリンピックの開催に向けて、感染症検査体制を強化することを目的にこの施設をＢＳＬ－４として運用し始めた。海外から、病原性が極めて高いエボラ出血熱、南米出血熱、ラッサ熱、クリミア・コンゴ出血熱、マールブルグ病の原因ウイルスを輸入し、これらの感染症が持ち込まれた場合を想定した検査体制が整えられている。

マスギャザリングで注意すべき代表的な感染症として、髄膜炎菌による敗血症や髄膜炎が問題にされることが多い。この菌は、飛沫感染でうつり、気道から血中に入り、重症の感染症を引き起こす。これまでに、イスラム世界におけるメッカへの巡礼などで、感染が広がった歴史がある。日本での患者は少ないが、流行しているアフリカや中東などへ渡航する機会がある場合には、任意接種ではあるが、ワクチン接種が可能であるので、接種した上で出かけることをお勧めする。

●実験室レベル

実験室レベル	感染性微生物の基準	扱える病原体	感染した場合のリスク	施設 入口部二重ドア	施設 エアロック+シャワー	施設 例
BSL-4	通常、ヒトや動物に重篤な疾患を起し、感染した個体から他の個体に、直接または間接的に容易に伝播され得る病原体	エボラ出血熱ウイルス ラッサ熱ウイルス など	通常、有効な治療法や予防法が利用できない	◎	◎	日本：国立感染症研究所のみ アメリカ：CDCなど十数施設 中国：武漢大学
BSL-3	通常、ヒトや動物に重篤な疾患を起すが、通常の条件下では感染は個体から他の個体への拡散は起こらない病原体	結核菌 HIV SARS-COV MERS-COV H5N1 など	有効な治療法や予防法が利用できる	◎	×	日本：大学などの施設 アメリカ：大学などの施設 中国：大学などの施設
BSL-2	ヒトや動物に疾患を起す可能性はあるが実験室職員、地域社会、家畜、環境にとって重大な災害となる可能性のない病原体	風しんウイルス 麻しんウイルス インフルエンザウイルス ブドウ球菌 サルモネラ など	実験室での曝露は、重篤な感染を起す可能性はあるが、有効な治療法や予防法が利用でき、感染が拡散するリスクは限られる	×	×	
BSL-1	ヒトや動物に疾患を起す可能性の無い微生物	生ワクチン株 など		×	×	

◎要、× 不要

●BSL-3 の例

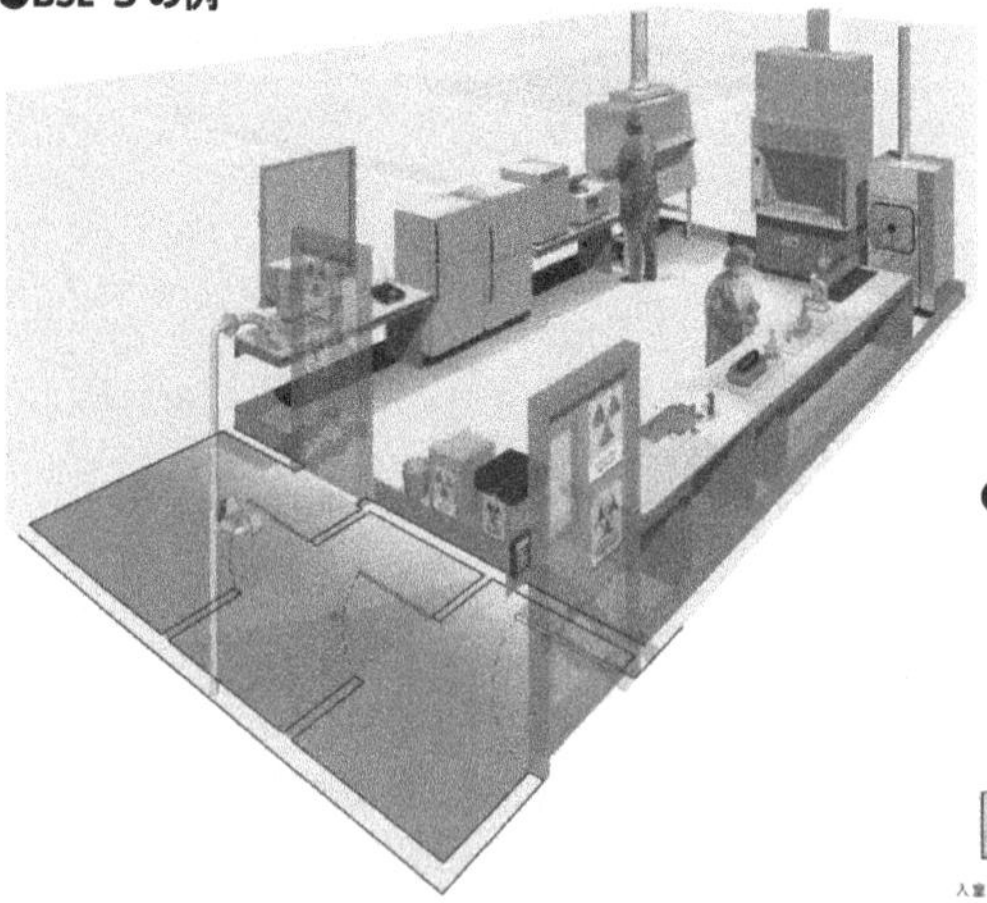

●バイオハザード警告標識

BIOHAZARD
入室認定を有する職員以外の入室を禁ずる。

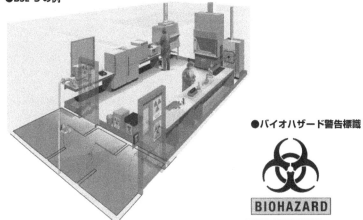

図 50　実験施設レベル
[実験室バイオセーフティ指針第 3 版、WHO（2004）]

第7章 高齢期で気になる感染症

——肺炎や薬剤耐性菌感染症など

直樹　私の父（78歳）や母（76歳）のような高齢者世代で、
知人や有名人が亡くなったと聞くと、
その多くが「肺炎」ということですが、
なんで肺炎なんですかね。

かかりつけ医　とにかく、高齢者にとって
肺炎は怖い病気です。
原因となる病原体が
多いだけでなく、
高齢化による
肉体的衰えとも
関係しています。

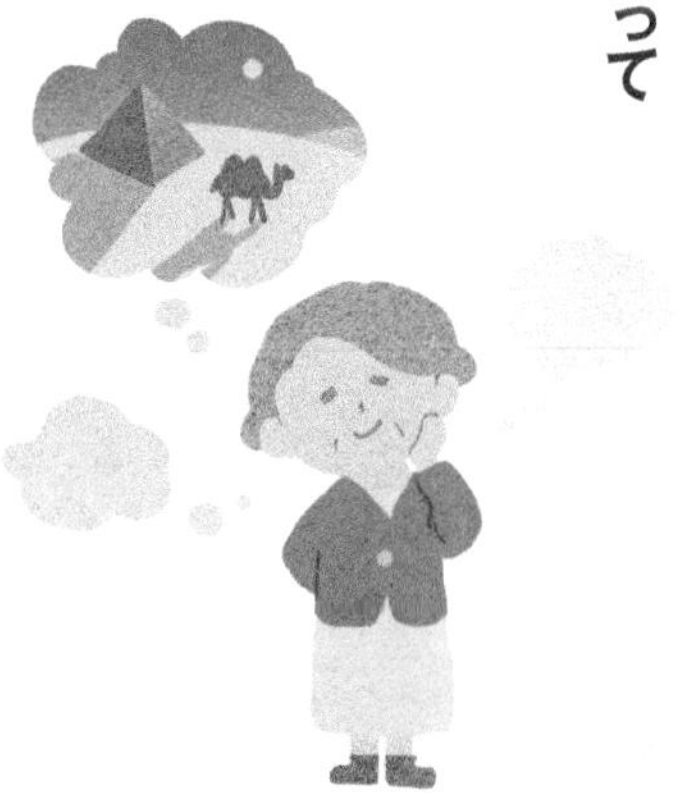

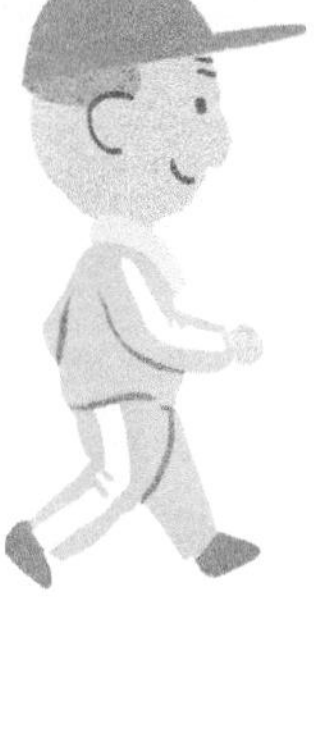

「高齢者っていわれてもなあ。まあ、定年退職したし、敬老乗車証ももらっているから、そうなんだろうけど。気持ちはまだ40代に負けてないぞ」というお父さん。「やっと子育ても終わったし、元気なうちにエジプトとか行ってみたいわ」というお母さん。

世の中にはこういう方がたくさんいらっしゃる。ここでは、こういった自信に満ちあふれて生活している高齢者がかかりやすい、

・肺炎
・レジオネラ症
・結核
・薬剤耐性菌による感染症
・感染性胃腸炎

について見ていきたい。

●最近、肺炎で亡くなる人が多い気がする

感染症の代表ともいえる肺炎は、大正時代は断トツの死因1位であった。昭和に入って結核も肺炎も減り、戦後から平成の前半までは脳血管疾患、がん（悪性新生物）、心疾患が増え、肺炎は4〜5位に、その後2011（平成23）年から肺炎は脳血管疾患よりも増え、3位に上昇した。2017（平成29）年以降にはまた肺炎が減少し、脳血管疾患と、なんと老衰が増えてきている（図51）。興味深い点は、肺炎球菌ワクチンの高齢者（65歳以上）への定期接種が始まったのは、2014（平成26）年10月1日からであるので、このワクチンの効果が大きいのではないかとも考

えられる。

最近の有名人の訃報などでもこの肺炎が多いが、とにかく、高齢者にとって肺炎は怖い。超高齢社会を迎えた現在、老衰と診断されても抵抗がないほどに、高齢で亡くなるケースが増えている。２０１６年まで、３位であった高齢者の肺炎の多くは、誤えん性肺炎と診断されるものである。喉の筋肉の肉体的な衰えが原因で、喉頭蓋《こうとうがい》と呼ばれる気道のふたのコントロールが正確に機能せずに、食事をした際にからだの後ろ側にある食道へ行くべき食べ物が、からだの手前の気道に落ちる。そうすると食べ物と一緒に喉に棲みついていた細菌が肺に入ってしまい、そこで炎症を起こす。したがって、症状は

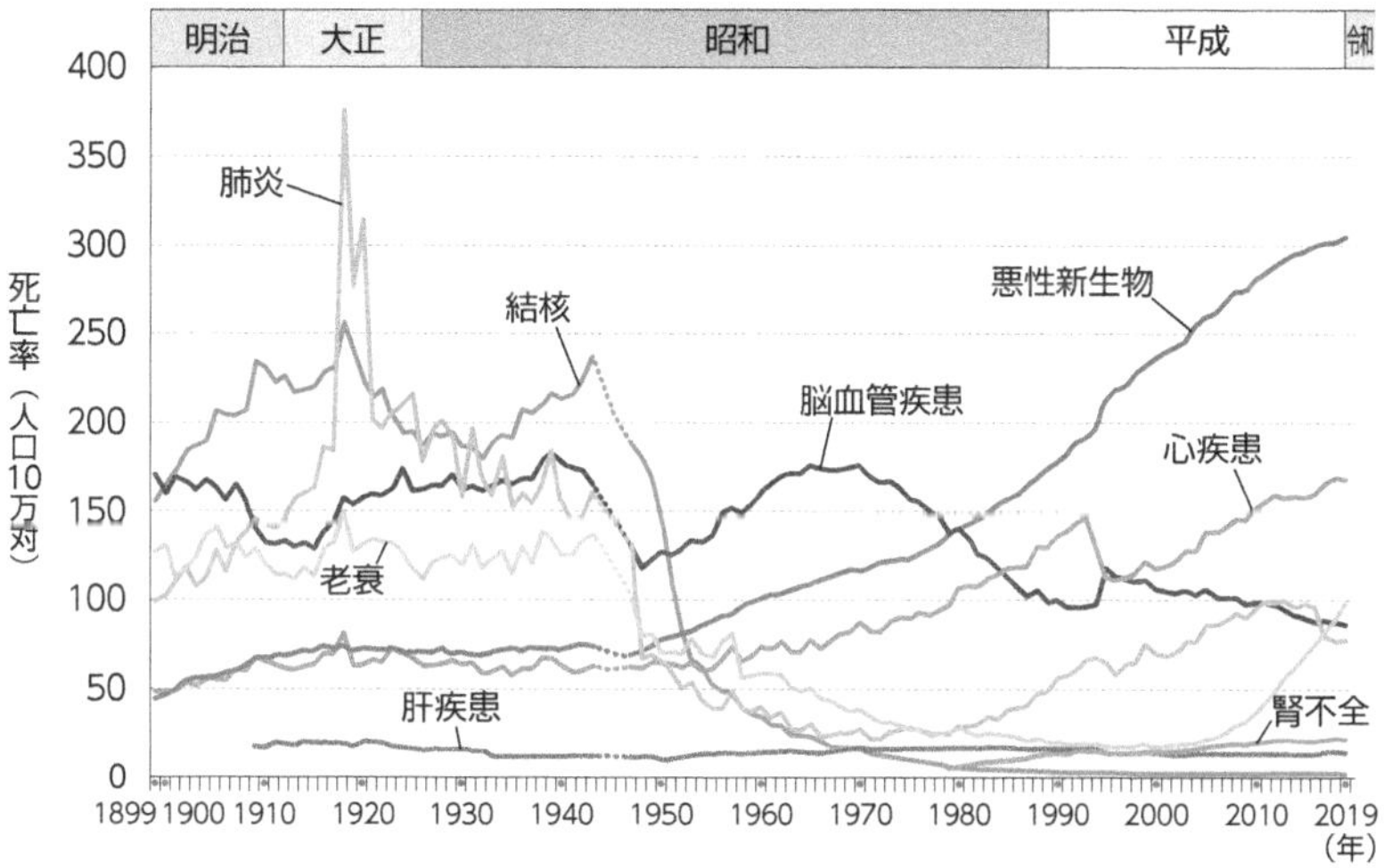

図 51　死因簡単分類別に見た死亡率の推移

死因分類の改正により、年次別比較には完全な内容の一致を見ることはできない。1996（平成 8）年の心疾患の減少は、新しい死亡診断書（死体検案書）における「死亡の原因欄には、疾患の終末期の状態としての心不全、呼吸不全等は書かないでください」という注意書きの事前周知の影響によるものと考えられる。1943（昭和 18）年のみは樺太を含む数値。1944 ～ 46（昭和 19 ～ 21）年は資料不備のため省略。1947 ～ 1972（昭和 22 ～ 47）年は沖縄県を含まない。1959（昭和 34）年以前は男女不詳を含む。2019 年は概数。［人口動態統計］

肺炎であるが、原因となると感染症なのか、喉の衰えなのかという点ではどちらも正しいということで、老衰と診断する医師が多くなり、この逆転になったものと推察される。

●誤えん性肺炎の原因として、細菌が食べ物といっしょに入ることが多い

そもそも、食べ物も空気（呼吸）も、同じ〝口〟という1つの入り口から取り入れている以上、そこで選り分ける精密な機能が落ちてくると、当然食べ物が肺の方に行くことも起こってくる。「誤えん」は字のごとく、間違えて肺に入っているわけであるが、そこに入るのが食べ物だけでなく、肺炎球菌や、ごくありふれた口腔内の常在菌も含まれていると、肺の中で細菌が大量に増える結果となり、重症の炎症を起こすことになる（図52）。誰でも誤えんすると肺炎を発症する可能性があるという点が怖い。

（1）細菌性肺炎

肺炎の原因となる細菌には、肺炎球菌、インフルエンザ菌、黄色ブドウ球菌がある。名前にも表れているように、最も肺炎を起こす頻度が高いものが肺炎球菌である。インフルエンザ菌はインフルエンザウイルスとは異なり、細菌の仲間である。インフルエンザ菌b型はHｉbといい、ワクチンも開発されている。インフルエンザがはやっていた1800年代に、インフルエンザ患者の喀痰から分離されたために、これはインフルエンザの原因になった細菌かと、この名前になった。ところが、その後インフルエンザウイルスが分離され、

間違いがわかった。

高齢者の肺炎で注意すべきは、ただの風邪と思っていたところ、いつのまにか重症化して肺炎を発症し、命を落とすケースが多いことである。高齢者で、さらにがんや心臓や脳血管などの基礎疾患をもった人に重症化しやすい傾向が認められている。

風邪は上気道や下気道の感染症であるが、肺炎は肺の感染症で末端の肺胞が炎症を起こすので、酸素が十分含まれた新鮮な空気を毛細血管へ届けることができなくなる。

(2) 肺炎球菌

肺炎球菌は、少なくとも97種類もの型の存在が知られている。それぞれの型の菌に対して誘導されてきた免疫力は、別の型の菌には効果が見られない。すなわち、ある血清型の肺炎球菌の感染を受けて肺炎を起こし、その後回復すると、その型

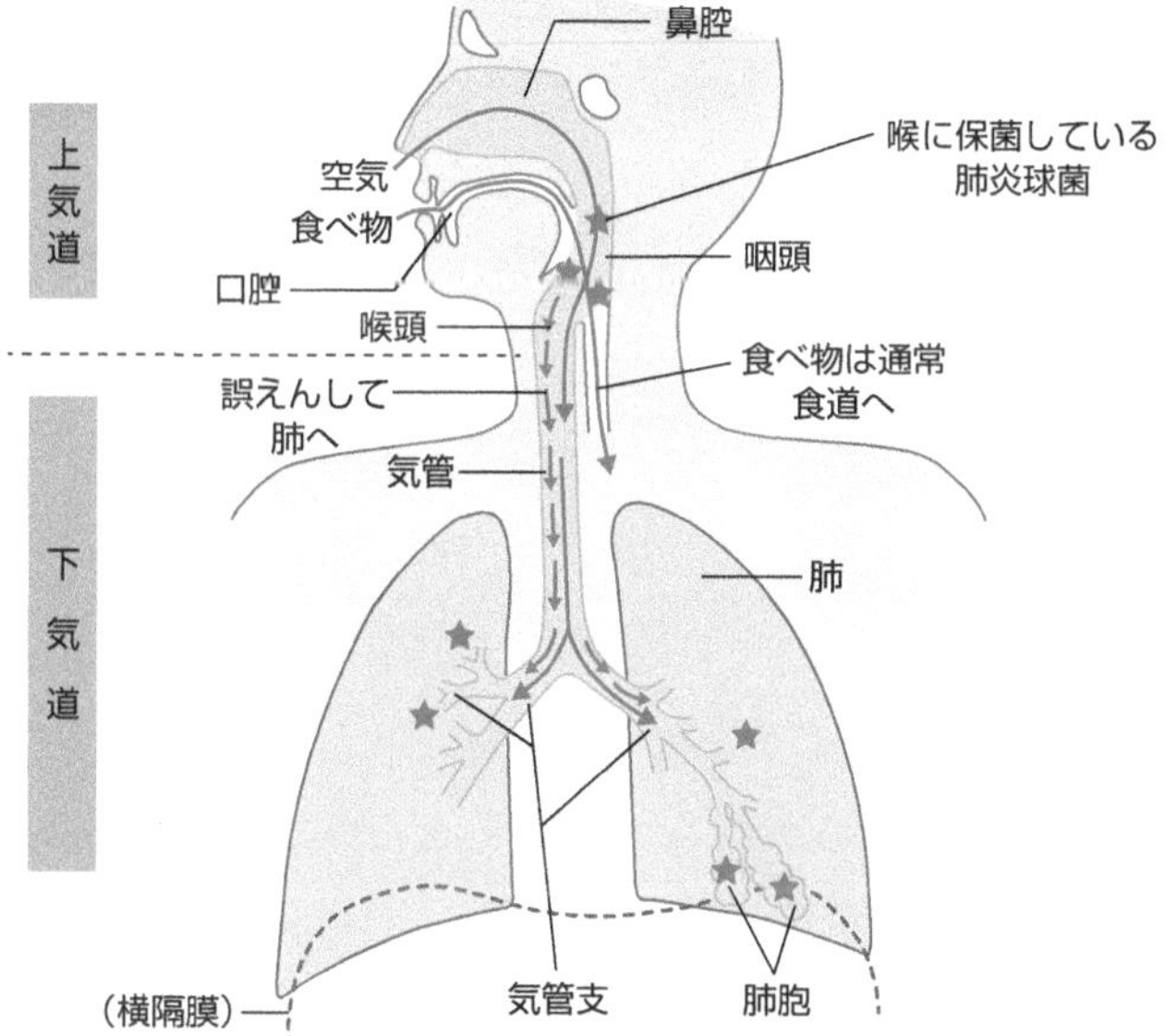

図52　誤えん

に対する免疫はできているが、この免疫の力は別の血清型の肺炎球菌には通用しない。そういう意味の、型の違いであり、免疫学的に重要な違いになる。

そこで、ヒトに感染している割合が高く、肺炎の原因になっていた23種類の血清型（23価）の肺炎球菌を混ぜたもの（ＰＰＳＶ２３）が、高齢者用の予防ワクチンとして開発され、製品化されている（図53）。その年度（各年の、４月２日から翌年４月１日生まれ）に65歳に達する人に対して、住んでいる市区町村の補助のもとに、肺炎球菌ワクチンの接種ができるようになっている。ただ、１回のワクチン接種では一生続く免疫にはなりにくく、数年後（おそらく5年後あたり）には２回目のワクチン接種を行うことが望ましいとされている。ただし、２回目以降は任意接種となる。

日本感染症学会と日本呼吸器学会の合同委員会

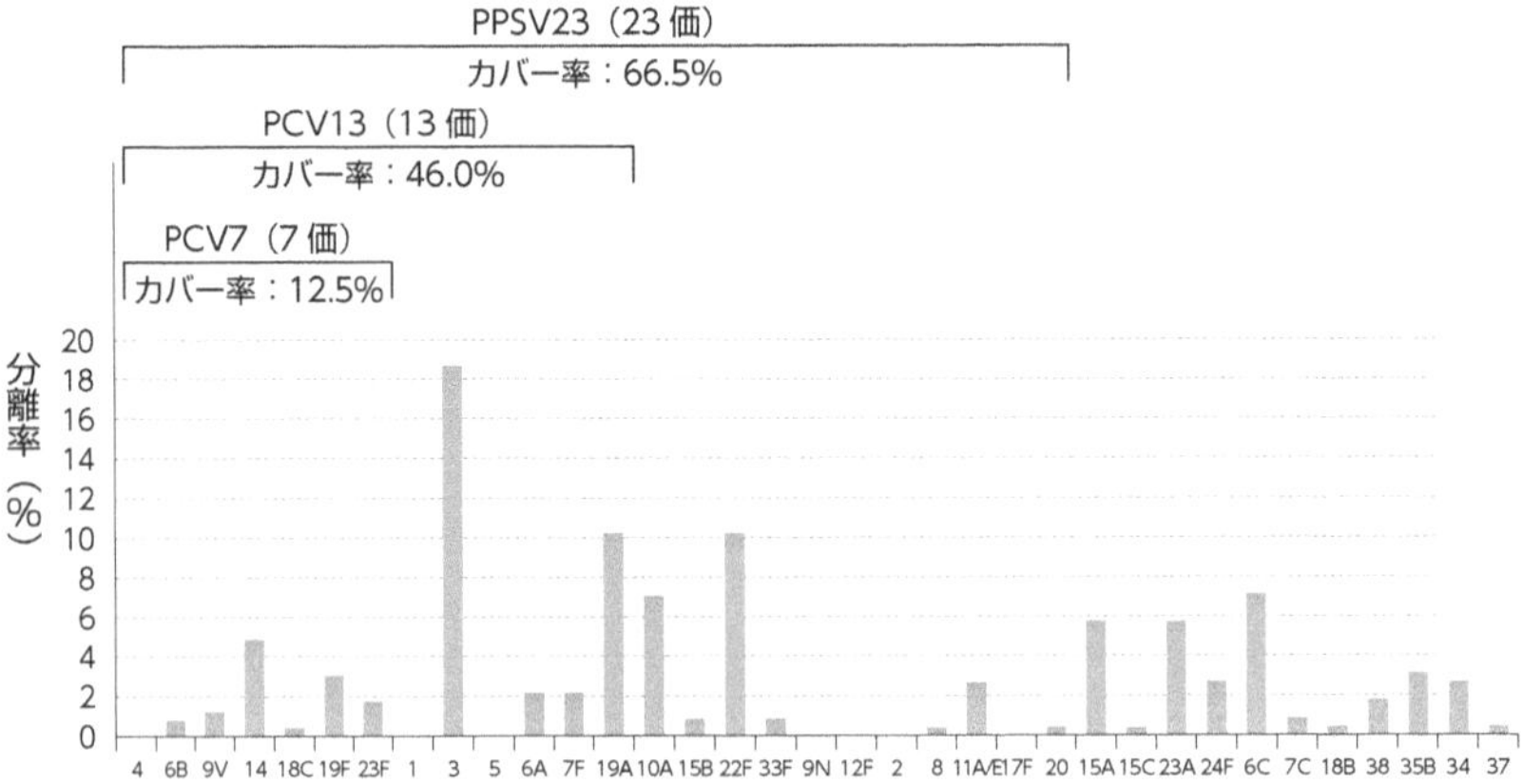

図 53　肺炎球菌感染症患者の血清型分離率
[大石和徳ほか、日本内科学会雑誌、104、p.2301 ～ 2306（2015）]

で、「65歳以上の成人に対する肺炎球菌ワクチン接種の考え方」が2015年に出され、改訂されて、次のように提案されているので、参考にしていただきたい。

①23価のワクチン接種は、65歳、70歳、75歳、80歳、85歳、90歳、95歳、100歳の人のみ（定期接種を受けられるのは1回のみ）。
②13価のワクチンも任意接種として受けることができる。
③23価のワクチン接種を定期接種としてすませた後も、5年ごとに任意接種として23価のワクチンを接種する。

23価のワクチンと13価のワクチンの接種の時期と順番、接種までの期間などについては、自治体ホームページの内容を参照していただきたい。

（3）肺炎球菌ワクチンの血清型置換

肺炎球菌のワクチンにも、問題点が指摘され始めてきた。ワクチンに含まれている23種類の型が原因となる肺炎患者は減ってきており、ワクチンの効果が現れているといえるのであるが、問題は、だんだんとワクチンの中に含まれていない、別の血清型の肺炎球菌に感染して、肺炎になる高齢者が増えてきている点である。この現象は、「血清型置換」と呼ばれている。これがどんどん進むと、せっかくワクチンで守られていると思っていても、ワクチンの中に含まれていない血清型の肺炎球菌に感染することで肺炎になり、命を落とすことになるかもしれない。この置換を起こす型も含めた、広域性に効くワクチンも開発されているようなので、情報に注目し、そのようなワクチンの接種を希望できるオプションが広がることを願っている。

もうひとつの懸念は、肺炎球菌だけでなく、ほかの細菌感染症でも、最近よく耳にする、薬剤耐性菌（抗生剤に耐性の菌）が爆発的に増えていることである。おそらく、肺炎球菌のかなりのものは、通常のペニシリン系やマクロライド系の抗生剤では効かなくなったものと考えられている。

（4）肺炎球菌に孫から感染

孫の世代、特に乳幼児では、鼻や喉に肺炎球菌が棲みついている（保菌している）子どもが多く、特別な症状もなく元気な状態のうちは、外見からは菌をもっているのかどうかわからない。乳幼児の20〜50％、成人の5％が保菌状態といわれている。このような人たちは、咳やくしゃみをすることで、周囲に菌を飛び散らしていると考えられる。

実際、高齢になった「じじ」や「ばば」にとっての一番の楽しみである、孫たちとの遊びであるが、遊んでいるうちに、孫のもっていた肺炎球菌をうつされることがあるとの記事を見つけ、ショックを受けたという話も聞く。孫からうつされて肺炎にならないためにも、必ずワクチンを接種して、孫との遊びを楽しんでいただきたい。

小児でも肺炎で入院するケースは多く、小児用には13種類の型が入ったワクチンが開発され、定期接種化されている。こちらも、「血清型置換」が問題となっている。

抵抗力（免疫力）が落ちている高齢者は、肺炎球菌の感染で、肺炎や中耳炎だけではなく、髄膜炎や菌血症を伴う肺炎（このような場合は、侵襲性肺炎と呼ぶ）を引き起こし、重症化する。小さな子どもも、無症状で保菌している場合が多いが、そもそも子ども（特に2歳以下）は抵抗力が弱い（免疫力が十分育っていない）ので、高齢者と同様、さまざまな肺炎や感染症を起こしやすい。

●ウイルス性肺炎も引き起こす、インフルエンザウイルス

呼吸器系に感染するウイルスとして、インフルエンザウイルスがあげられ、高齢者における重症例では肺炎を引き起こす場合が多い。ほかに麻しんウイルスや、水痘ウイルスなどでも肺炎が起こる。

インフルエンザウイルスは、喉の粘膜に感染するので、粘膜の細胞は破壊され、ただれる結果となる。このような状態で誤えんを起こし、肺炎球菌に感染すると簡単に重症化するといわれている。

インフルエンザワクチンにおいても、65歳以上の高齢者には、一部は自己負担であるが、市区町村で補助がある形で接種できる。また、接種日で60～64歳の人で、心臓、腎臓、呼吸器の疾病がある場合や、ＨＩＶに感染した人は、同じく補助がある。このように、高齢者は、肺炎にならないためにも、インフルエンザウイルスと肺炎球菌に対するワクチンは、積極的に接種するべきである。

最近出現した新型コロナウイルスに感染した場合も、高齢者で、しかも基礎疾患（糖尿病、心不全、呼吸器疾患など）をもっている場合や、透析を受けている人、免疫抑制剤や抗がん剤などを用いている人は、急速に肺炎を起こす頻度が高く、重症化しやすい傾向があると報じられている。このウイルスに感染すると、回復し、退院しても、疲労感が抜けなく、呼吸困難を感じる人が多いといわれている。なかには、肺線維症という、肺に基質的な変化を伴う場合も指摘されている。また、気分障害や認知障害、記憶障害、心的外傷後ストレス障害（ＰＴＳＤ）なども、後遺症として数年先まで続く可能性があるといわれている。

●レジオネラ症は、湿気やぬめりに注意しないといけない

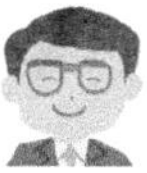
直樹 うちの両親は温泉が好きで、いつも楽しみにしているんだよね。感染症の集団発生の話を聞いて心配なんだ。

直樹の同僚 レジオネラの感染が原因の感染症のことですかね。最近は、衛生面の対策が進んで、集団発生事例は減ってきていると聞いたな。でも、死亡事故にまで発展することもあったらしいから、注意は必要だろうね。

(1) レジオネラ

レジオネラは、温泉や公衆浴場、スポーツジムの浴槽などでの集団感染で問題になる細菌である。主なものは肺炎を引き起こす原因となり、しかも、重症例になることが多い。高齢であることが、このレジオネラ肺炎を引き起こすリスクファクターのひとつになっている。

この細菌は、給湯設備や加湿器、循環式浴槽などの、ぬめりに生息している。湯気（エアロゾル）の中にいるので、この湯気を吸い込み、肺の組織まで到達することで感染を成立させる。

温泉に行って、この細菌に感染したかどうかは気になるところである。温泉に行った数日後に発熱や頭痛、食欲不振が起こった際には、この細菌の感染が疑われるので、まず検査をお勧めする。尿検査で判別できるので簡単である。高齢者は、少し油断すると、気がついたら重症化していた、ということが多い。致死率は5～10％程度といわれるが、高齢などのリスクファクターが存在すると、さらにこの致死率は上がる。ただ、感染していても、ヒトから

ヒトにうつることはないので、その点は安心である。

（2）加湿器やエアコン

レジオネラは、世界的に、自然界に広く生息している。温泉以外でも、家庭で使う機器で湿気があるようなものでは、この細菌が棲みつく可能性がある。もちろん、集団で暮らす高齢者施設などでも細心の注意が必要である。

たとえば、加湿器などの、貯水している期間が長くなった場合などである。小まめに掃除を行い、水はできれば毎日交換することが望ましいとされている。

また、エアコンも今ではほとんどがドライタイプになっていると思うが、ウェットタイプのエアコンであれば、冷やすために水を使うので、その中にレジオネラやカビなど、水中で活動する微生物が棲みつくと、エアコンからの冷やされた空気に乗って散布されることになる。そうなると容易に感染してしまうことになる。

ここでも、高齢者をはじめ、糖尿病やがんなどの基礎疾患をもっているなどで、体力（＝免疫の力）が落ちているような場合には、細心の注意が必要である。

●日本では、今でも結核が多いのに、あまり対策が進んでいない

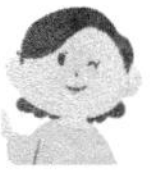

久美子　結核って戦前や戦後すぐに、はやっていたイメージでしたけど、最近増えているって聞きます。

かかりつけ医　先進国の中では日本はめずらしく患者が多い病気です。しかも、高齢者が多いという特徴があります。

（1）日本の高齢者に多い結核患者

日本は、世界の先進国の中では例外的に今でも結核患者が多く、決して昔の病気ではない。たしかに、１９４５年ごろまでは、日本人の死因の第１位であったほど、患者数の多い病気であった。多くの有名人も、この結核菌という細菌の感染で早くに世を去っている。近年でも、いまだに年間１８０００人もの患者が新たに発症し、約１９００人が結核で亡くなっている（２０１５年）。

第二次世界大戦後には、結核治療の切り札となる抗生剤としてストレプトマイシンが普及し始め、さらに結核予防のＢＣＧワクチンも普及し、結核による死亡例は激減した。

結核の患者が激減すると、もう過去の病気とばかりに関心を示さなくなり、結核の発症に気づかずに受診が遅れてしまうケースが多くなっている。

特に、日本の患者の特徴は、患者の多くが高齢者であるという点である。70歳以上が、なんと60％にも及ぶ。繰り返し述べているように、高齢と呼ばれる年齢に達すると免疫の力が落ちてくることが影響しているという事実は、結核においても当てはまると思われる。すなわち、戦後、結核がまん延していたころ、今の高齢期の人たちが子どものころに気づかないうちに感染し、その多くが自覚症状もなく経過し、成人の健康な時代も、強い免疫の力で押さえつけていたのではないか。その後、高齢になり、免疫の力が低下したころを見計らって結核菌が暴れ始めた状態が、高齢での結核発症多発という状況になったのであろうと推察される。

この点を裏づける現象として、ＨＩＶに感染した人の多くに結核症状が顕在化することがあげられる（ＨＩＶに感染する前は、結核菌は眠っていたと考えられる)。実際、結核患者はインド、インドネシア、中国、ナイジェリア、パキスタン、南アフリカ共和国など、世界的にも爆発的な患者数になっている。それは、1983年に発見されたHIVに感染した人が高齢の域に達しない年齢でも、このウイルスの感染により、免疫の力が低下し、そのせいで潜んでいた結核菌が、思ったよりも早くに暴れることができたとばかりに表面化し、結核で命を落とすエイズ患者が多くなったからである。

(2) BCGワクチン

BCGは、ウシ型の結核菌の病気を起こす力、すなわち病原性を弱めた弱毒株を用いた生ワクチン(病原性を弱くしたウイルスを生きた状態で用いるワクチン)と呼ばれる部類のものである。この弱毒化は、基本的にはフランスの有名なパスツールが試みた方法である。

BCGは、パスツール研究所のカルメット(Calmette)とゲラン(Guerin)が開発したものであり、BCGのBは結核菌の種類の桿菌(Bacille)、CGは、彼らのイニシアルがつけられたものである。このワクチン接種で、小児のころの10〜15年の予防に効果があるとされている。しかし、その後の成人などに接種してもあまり効果が期待できないので、青年期以降用に、有効なワクチンの開発が待たれている。

(3) ツベルクリン反応は廃止

2005年3月までは、乳幼児期にツベルクリン反応(ツ反)を行って、BCGワクチンの接種が必要かどうかを判定していた。このツベルクリンとは、ヒト型の結核菌を培養した際の培養液から分離精製した結核菌由来の何種類かのたんぱく質(コッホの発明)であり、これを接種すると、接種部位の周囲が、赤く腫れる反応が見られる場合があった。その場合は、結核菌に対する免疫反応をもっているとの判定である。

現在では、生後５～８か月でＢＣＧの接種が実施されている。細い９本の針を皮膚に押し付けるスタンプ方式の予防接種法で、時に膿が出ることもある。

結核は、麻しんウイルスや水痘ウイルスと同様に、空気感染する。したがって、インフルエンザウイルスなどの飛沫（くしゃみをした際に、飛び散る唾液の〝しぶき〟）による感染よりも、より容易に人にうつすとされている。

●薬剤耐性菌による感染症は、地球規模の課題となっている

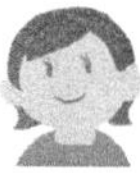

長女（25歳）　院内感染とかで最近、薬が効かない細菌感染症が増えていると聞きますが、薬が効かないって大変じゃないですか。

かかりつけ薬局薬剤師　抗生剤（抗生物質）が正しく使われていないことが、薬剤耐性菌を生み出す主な原因といわれています。高齢者のように、免疫力が低下している人が、薬剤耐性菌に感染すると、命取りになりやすいですね。

高齢者は免疫の力が弱くなるだけではなく、肺炎球菌のところで説明したように（153頁）、抗生剤に抵抗性の細菌（薬剤耐性菌）にも弱くなってくる。特に複数の抗生剤が効かなくなった細菌を

「多剤耐性菌」と呼ぶ。

(1) 細菌には薬、ウイルスにはワクチンの傾向

イギリスのフレミングが見出したペニシリン（1928年）によって、その後感染症に対する治療薬の開発が次々と展開された。ただ、細菌ではそのような抗生剤の効きが良かったことで、細菌感染症の治療は、この種の薬剤に頼る傾向が強くなった。これに対して、ウイルス感染症ではそのような薬剤の開発が遅れたため、治療法ではなく、ワクチンという予防の方に、開発の努力が注がれた。そのためか、細菌感染症に対しては、開発されたワクチンの歴史よりも、抗生剤の開発の歴史が華々しく、使いすぎる傾向になった。それにより、細菌自体も抗生剤が与えるプレッシャーを、かいくぐる変異を起こす耐性株が生まれる結果となった。

問題は、高齢者が多く集まる高齢者施設などで、このような耐性株による感染症が発生すると、抗生剤が効かないので、あっという間に広がり亡くなってしまう患者が増える結果となることである。

(2) 医療の現場で増えている薬剤耐性菌

薬剤耐性菌は、感染症の原因となる細菌が抗生物質（抗菌薬または抗生剤と呼ばれる）に抵抗性を示すような状態になった細菌の総称であり、AMR（薬剤耐性、antimicrobial resistance）対策として取り組まれている。AMRの拡大を防ぐには、医師や薬剤師の指示通りに、適切な量を適切な期間を守って、抗生剤を服用することが重要である。ただ、多くの人が経験していると思われるが、もうほとんど回復したので、服用の必要はないと、勝手に中断してしまう。そうすることが、耐性菌が出現する可能性が高くなる原因ではないかといわれている。また、必要のない抗生剤の服用も、

体内にいる細菌が、その抗生剤に耐性の性質を獲得しやすくする可能性があることを認識する必要がある。

ここでは、メチシリン耐性黄色ブドウ球菌、バンコマイシン耐性腸球菌、カルバペネム耐性腸内細菌科細菌、A群溶血性レンサ球菌、緑膿菌を取り上げる。

①メチシリン耐性黄色ブドウ球菌（MRSA）

黄色ブドウ球菌が、ペニシリンだけではなく、セフェム系、カルバペネム系、ニューキノロン系、アミノグリコシド系の薬剤など、多剤に耐性になってメチシリン耐性黄色ブドウ球菌となっている。日本では、院内感染の原因菌として1970年代から問題となっていたが、現在ではすでに市中にも広がってしまっている。MRSAの病原性は、メチシリン感受性黄色ブドウ球菌と変わらない。通常は、免疫の力により健康な成人にはこのような薬剤耐性があっても問題になることはほぼないが、高齢者や新生児、それに基礎疾患があり免疫力が弱くなった人たちは感染しやすい状態（易感染状態）で、薬が効かないので治療が難しくなり、重症化しやすくなる。

黄色ブドウ球菌は、非常にありふれており、健康な状態でも皮膚、鼻の粘膜や口腔内、また傷口に付着している細菌である。基本的には、弱い細菌であるので、健康な状態では問題がない。

施設や病院では、健康を害しているわけではないが、保菌している（菌を鼻腔などに付着させてはいるが、本人は発症していない）状態の人もいる。また、この細菌の感染で、髄膜炎や肺炎などを発症した患者もいる。このような保菌者や発症者が、咳やくしゃみで周辺に菌をまき散らすと、周辺の高齢者や健康状態の悪い人にうつり、重症化することになる。この悪循環が起こると、院内感染、施設内感染となる。したがって、手術後の高齢者や、長い間血管内にカテーテルを入れている患者など、リスクのある人は特に丁寧に消毒を行う必要がある。

②バンコマイシン耐性腸球菌（VRE）

ＶＲＥは、わが国では１９９７年に初めて報告された。欧州では１９８０年代前半に分離され、１９９０年代に入り、欧米で急速に拡大した。そもそもＭＲＳＡなどには有効なバンコマイシンであるが、この抗生剤に対しても耐性のＶＲＥは、健康な人たちには無害であるが、術後患者や免疫力が弱い患者に関しては、わが国でも問題となってきている。

腸球菌は、健常者の回腸や口腔、外陰部などからしばしば分離される、いわゆる常在菌である。したがって、病原性はほとんどないか、もしくは極めて低い。症状も健康な人たちでは認められない。ただ、症状がない状態で、長期間保菌し続け、周辺に菌を排出し続ける可能性がある。一方、入院患者、特に、がん、胸腹部外科手術後の患者、それに重篤な基礎疾患（白血病、重い火傷、移植、栄養失調など）のある患者では、免疫力が弱く、易感染状態にあり、治療が難しく、しばしば敗血症や髄膜炎など重症の感染症になり、死亡することも多い。

③カルバペネム耐性腸内細菌科細菌（CRE）

ＣＲＥは、感染者の数が急増し、世界的な広がりが見られている。高度な耐性で、治療がかなり困難な状況にある。ＣＲＥによる感染症は、大腸菌や肺炎桿菌が主体である。

これらは、尿路や呼吸器感染症、菌血症、敗血症などの原因となり得る。

④A群溶血性レンサ球菌

Ａ群溶血性レンサ球菌は、飛沫感染で呼吸器感染症を起こし問題となる菌で、ペニシリンやエリスロマイシンなどの抗生剤が効かなくなった菌が増えてきている。特に、劇症型になると、多臓器不全を起こし、一気に重症化することになる。

⑤緑膿菌

緑膿菌は、水まわりなど、広く環境中に存在する細菌で、健康な人では問題にならない細菌である。この細菌も、日和見感染症を起こす細菌と位置づけられ、高齢者など、免疫力が弱くなっている人には問題となる感染症を引き起こす。最近では、ペニシリンやテトラサイクリンをはじめ、いろいろな抗生剤が効かなくなった多剤耐性緑膿菌も生まれており、医療施設を悩ませている。

(3) One World, One Health

このように、細菌の感染症対策で世界的に最も大きな問題は、この薬剤耐性菌の問題であるといっても過言ではない。薬剤耐性菌の問題は、世界の中がグローバル化して、海外の状況に左右されることも原因のひとつになっている。抗生剤に対する取り扱いが各国で異なっており、国によってはコンビニでも自由に買うことができる。したがって、耐性株の発生頻度も国によって異なるのであるが、近年は国際間の距離が近くなっていることも関係し、海外で発生した耐性株が容易に持ち込まれる可能性が存在しており、なかなか解決に向かわない現状がある。

わが国では、抗生剤は処方箋なしでは使用できないが、医療の現場における消費量が増加していることが影響している可能性がある。さらに医学系領域にとどまらず、獣医領域からの影響も重要視されるようになってきている。すなわち、家畜に抗生剤を与える(少量を比較的長期間与えるので、飼料添加物とも呼ばれている)ことによって、効率よく生育する手法が広く用いられていることから、抗生剤に耐性の細菌が発生しやすい状況になっている。そこで、One World, One Health（OWOH）というテーマで、問題解決に向けた会議が盛んに開催され、議論されるようになっている（図54）。

●感染性胃腸炎、再び――細菌性胃腸炎、ウイルス性胃腸炎

久美子の友人　おばが入所している高齢者施設や、友人が入院している病院へ時々行くんだけど、マスクをしていれば感染症は大丈夫かしら。

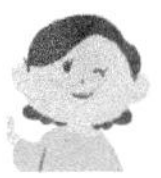

久美子　マスクをするだけじゃなくて、小まめな手洗いも大事なのよ。ノロウイルスとかおなかをこわす感染症には気を使うのよね。栄養士の集まりで

2004年9月ニューヨークのロックフェラー大学での
国際的シンポジウムにおけるメッセージ
・野生動物とヒトの住み分け

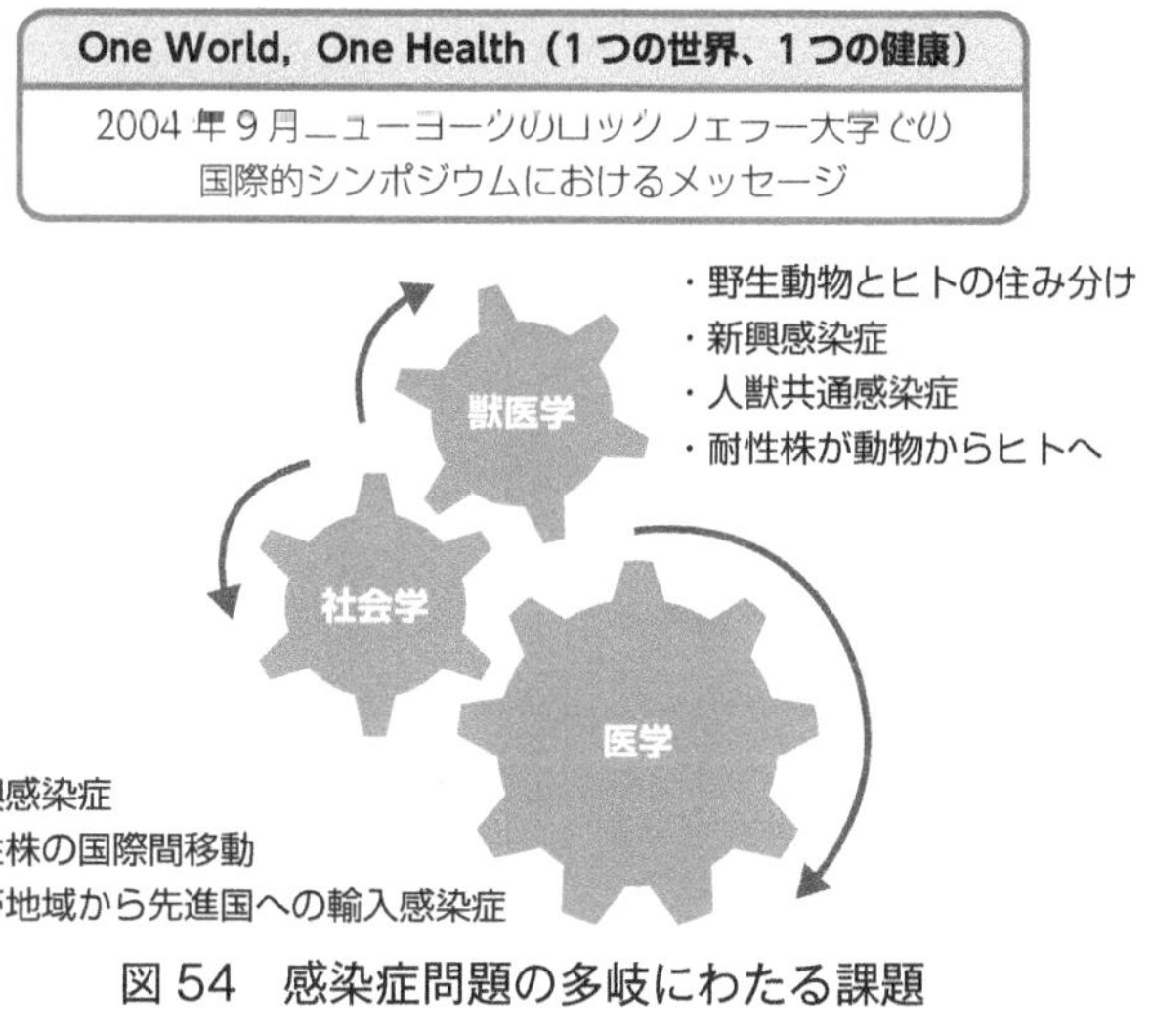
・人獣共通感染症
・耐性株が動物からヒトへ
・再興感染症
・耐性株の国際間移動
・熱帯地域から先進国への輸入感染症

図54　感染症問題の多岐にわたる課題

何度も聞くわ。小学校の給食だけではなく、高齢者が集まるところの発生も怖いのよ。

第4章の小児の感染症でも扱ったが、高齢者でも同じ感染性胃腸炎を扱う。

細菌性とウイルス性の胃腸炎の発生を抑えるためには、食べ物を必ず十分加熱することである。不十分な熱のかけ方では、それぞれの食べ物の性質にもよるが、中心部でまだ細菌やウイルスが生きた状態のままであり、少量でも口に入れることで感染し、発症ということになる。加熱を十分にすることで、このような感染症は防ぐことが可能である。

感染性胃腸炎とは、細菌やウイルスの感染が原因となって、腹痛や下痢を引き起こす病気の総称である。この感染症には、腸管出血性大腸菌など、細菌による感染が原因となるものと、ノロウイルスやロタウイルスなど、ウイルスの感染が原因となるものがある。

（1）細菌性胃腸炎

①腸管出血性大腸菌

大腸菌は、ヒトだけではなく、いろいろな動物が腸内にもっている細菌であり、通常そのほとんどは症状が認められない。

大腸菌は、病原性との関連で、菌表面外膜のリポ多糖由来O抗原の違いによる分類で180種類ほど、またべん毛由来のH抗原の違いによる分類で70種類ほどが確認されている。有名なO-157は、O抗原として157番目に発見され、この命名となった。

この中で、その大腸菌に感染したときに下痢症を引き起こすような場合には、その大腸菌を下痢原性大腸菌と呼んでいる。特に、出血を伴う下痢症を起こすものを腸管出血性大腸菌と呼んでいる。O-157のほかにも、O-26、O-111、O-121、O-128などが該当する。これらの大腸菌が毒素（ベロ毒素や志賀毒素と呼ばれている）を産生して、出血を伴う腸炎（溶血性尿毒症候群）を起こすことがある。小児や高齢者では重症化することもめずらしくない。

(2) ウイルス性胃腸炎

①ノロウイルス

秋から冬にかけて、ノロウイルスの感染による下痢症が多くなる。

最初の発見はアメリカ・オハイオ州ノーウォークの小学校で胃腸炎が集団発生し、その原因として1972年に、小型球形で、表面に突起をもったウイルス粒子の電子顕微鏡像が初めて撮られ、ノーウォークウイルスと呼ばれていた。ほかにも類似の流行の発生があり、それぞれに地名をつけた名前で呼ばれていたが、PCR（ポリメラーゼ連鎖反応）検査が普及し、これまで原因不明とされていた嘔吐・下痢症の多くがこのウイルスが原因であることが判明し、2002年にノロウイルス（norovirus）と、統一名称がつけられた。近年急に有名になって事例が増えたような気がするが、そうでもないのである。

主な症状は、成人・高齢者では下痢が多く、小児では嘔吐が多い。発熱も同時に認められる。

ノロウイルス増殖の不思議

よく効く薬はなく、ワクチンの開発も進められているが、実用化されたものはまだない。このノロウイルスは、研究施設で培養する技術が確立しておらず、部分的に実験室レベルでの成功例が論文として報告され始めているが、他の培養可能とされるウイルスのようなレベルには達しておらず、治療薬やワクチンの開発が遅れている。そのため、患者の発生件数が多く、毎年のように話題となる。

患者の便中には、大量のウイルスが含まれている。吐しゃ物の中にも大量のウイルス（1g当たり10^9個、すなわち10億個も）が含まれている。不思議なことに、実験室での培養は大変難しいのに、ヒトのからだに入ったウイルスは100個程度、もしくはそれ以下でも感染して、ウイルスが増産されて発症してしまうほど、感染の効率が良い。

ノロウイルスには次亜塩素酸ナトリウム

ノロウイルスは、ウイルス粒子の表面が脂質の層（エンベロープ）で覆われていないノンエンベロープウイルスなので、アルコールでは消毒の効果がない。このことが周知されていなかったときは、ノロウイルスによる下痢症の患者を診察担当した病院で、別の理由で、その病院で診察を受けた患者が同じく下痢症になる、いわゆる院内感染例がしばしば発生した。ノロウイルスに特化した消毒の方法に関する情報が、行き届かなかったからである。

ノロウイルスは、アルコールではなく、次亜塩素酸ナトリウムを含む溶液、すなわち市販されている家庭用塩素系漂白剤（ハイター、ブリーチ、ミルトンなど）を希釈して作った消毒液で、トイレやドアノブなどを常に丁寧に拭くことによって、このような二次感染が抑えられる。家族がノロウイルスに感染したときも、この方法で消毒することで、ほかの家族への感染が少なくなる。

新型コロナウイルス（SARS-CoV-2）出現後は、今や、どこに行ってもアルコール消毒液が置かれており、多くの人が、シュッシュッと手にかけて消毒することがほぼ習慣化してきている。ただ、これは、アルコールに弱い、表面にエンベロープ

◆感染症講座◆元気な高齢者を目指す

わが国には超がつくほどの高齢社会が到来している。本当かな、と思うのだが、近いうちに人生100年になるかもしれない。定年後に迎える、30～40年もの長きにわたる老後のために、年金制度が注目されているらしい。

老いていくほどに、今まで気にもしなかった感染症が次々と忍び寄ってくる。年金額の計算が、日々の細々とした生活なら大丈夫となったとしても、夫婦のどちらかが感染症にかかってしまうと、それも水の泡となってしまう。

(1) 日本人の平均寿命

そもそも、この平均寿命とは、「0歳児における平均余命《よめい》」というものである。この“寿命”とは、「生まれた赤ちゃんが、生まれた年から数えてこれから死ぬまでに、どのくらいの時間があるのか」を意味している。この点について、多くの人は誤解しているのではないか。少なくとも、筆者は誤解していた。それぞれの人が自分の平均余命を知りたいときは、厚生労働省が5年に1度更新する「完全生命表」を参考にすると良い。年齢によって異なり、たとえば平均寿命が80歳だと発表されたとしても、今79歳の人が平均であと1年しか生きられないということではない。2017年現在、80歳まで生きた場合の平均余命はおよそ10年も残っているらしい。複雑であるが、やれやれと安心した人も多いと思う。

2018年の日本人の平均寿命は、女性が87.32歳で、香港（87.56歳）に次ぐ世界第2位、男性が81.25歳で、香港（82.17歳）、スイス（81.4歳）に次ぐ世界第3位である。

(2) 日本人の健康寿命

さて、日本の悲しい点は健康寿命が男性で9年、女性で12年も平均寿命より短いことである。すなわち寝たきりなど、不健康な状態で過ごす期間がこんなにも長いのである。不健康になるきっかけはいろいろあると思われるが、やはり高齢者予備群の時代から多くの情報を集め、不健康にならないように注意することで、かなり予防できると考えられる。

高齢者と呼ばれる年齢になって大事なことは、自分の体力（免疫力）が低下していることを自覚することである。健康食品の情報もあふれており、これらを取り入れることも良いかもしれない。また、高齢者は過激な運動ではなく、ウォーキングなどがお勧めらしいが、ただゆっくり歩くのではなく、やや速めに、大股で歩くなどの工夫をこらしながら健康の維持に努めることが重要である。基本となるのは、「睡眠」「休養」「過労・過度のストレスを回避」「バランスのとれた栄養のある食事」といわれている。

を被った構造をしているインフルエンザウイルスやSARS-CoV-2など、また一般の病原性細菌が、手についているのを消毒するときには効果的であるが、ノロウイルスには効果がないのである。

②ロタウイルス

ロタウイルスは、特に乳幼児のウイルス性胃腸炎の原因病原体として紹介した。ロタウイルス感染症の多くが途上国で起こっているが、ロタウイルスは自然環境中でも安定で、衛生状態が良い先進国でもその感染予防は極めて難しい。

ロタウイルスは、正二十面体たんぱく質カプシドをもっており、A~G群の7種類に分類される。ヒトへの感染は、主にA群とC群である。主な感染経路はヒトとヒトとの糞口感染である。ロタウイルスは感染力が極めて強く、ウイルス粒子10~100個で感染が成立すると考えられている。小腸の腸管上皮細胞に感染し、組織病変の変化を起こし、腸からの水分の吸収が阻害され下痢症を発症する。通常2日間の潜伏期間をおいて発症する。ロタウイルス感染症患者は、便1g当たり1000億~1兆個と多量のウイルスを排泄する。したがって、オムツの適切な処理、手洗いの徹底、汚染された衣類等の次亜塩素酸ナトリウムなどによる消毒処理が感染拡大防止の基本となる。高齢者施設では、ロタウイルス感染による集団発生が起きている。

第8章　感染症の検査とワクチン、抗体医薬

久美子　ねぇ、感染症の検査って簡単にできるのかしら。

長男（18歳）　だんだん簡易で身近なものが出来てきてるよね。

次女（22歳）　ワクチンや治療薬も、いいものができることを願うばかりね。

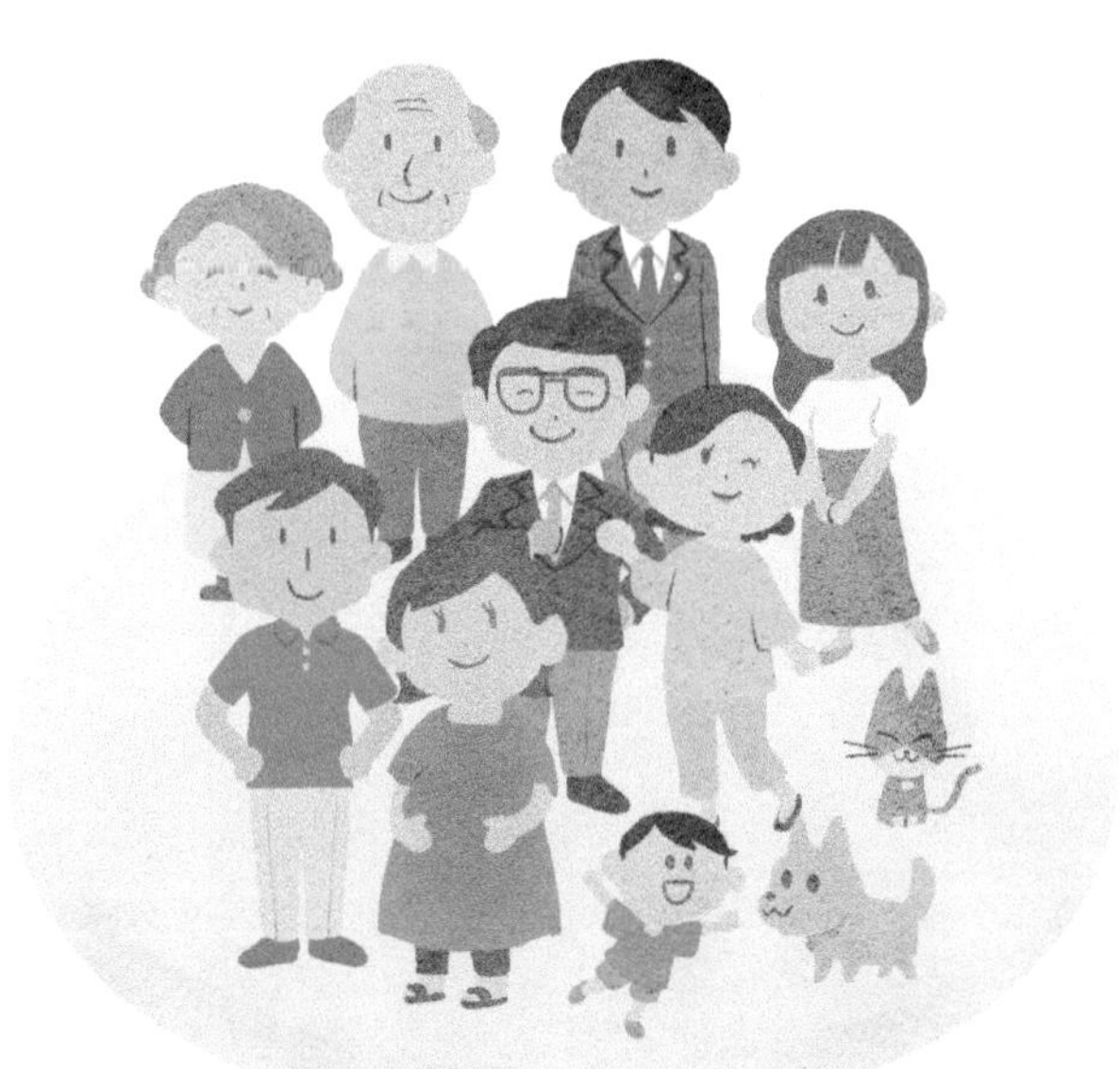

●感染症の検査には、PCR検査、抗原検査、抗体検査がある

（1）PCR検査

　最近では、臨床診断が難しい場合が多く、感染症の多くにこのPCR（ポリメラーゼ連鎖反応）検査法が使われている。ウイルスや細菌の遺伝子の配列が明らかになっているものについて、ある特定領域を、耐熱性のDNAポリメラーゼを用いて何コピー（数百万から数十億倍）にも増幅する方法である。

　RNAウイルスは、ウイルスのRNAを逆転写酵素でDNAに逆転写しておく必要がある。最初の検体中に存在するウイルスや細菌の量が少なくても、その遺伝子を何倍にも増やした後で検出するので、感度が高くなる（図55）。偽陽性（陰性なのに間違えて陽性と判定する）や偽陰性（陽性なのに間違えて陰性と判定する）という結果を出す確率は低い（図56）。

　PCR検査は、最近の新型コロナウイルス感染症（COVID–19）の遺伝子診断に使われた方法なので、大変有名になった。感度、すなわち感染者を陽性と、正しく判定する確率が70％という数字が報道で広がっている。しかし、こ

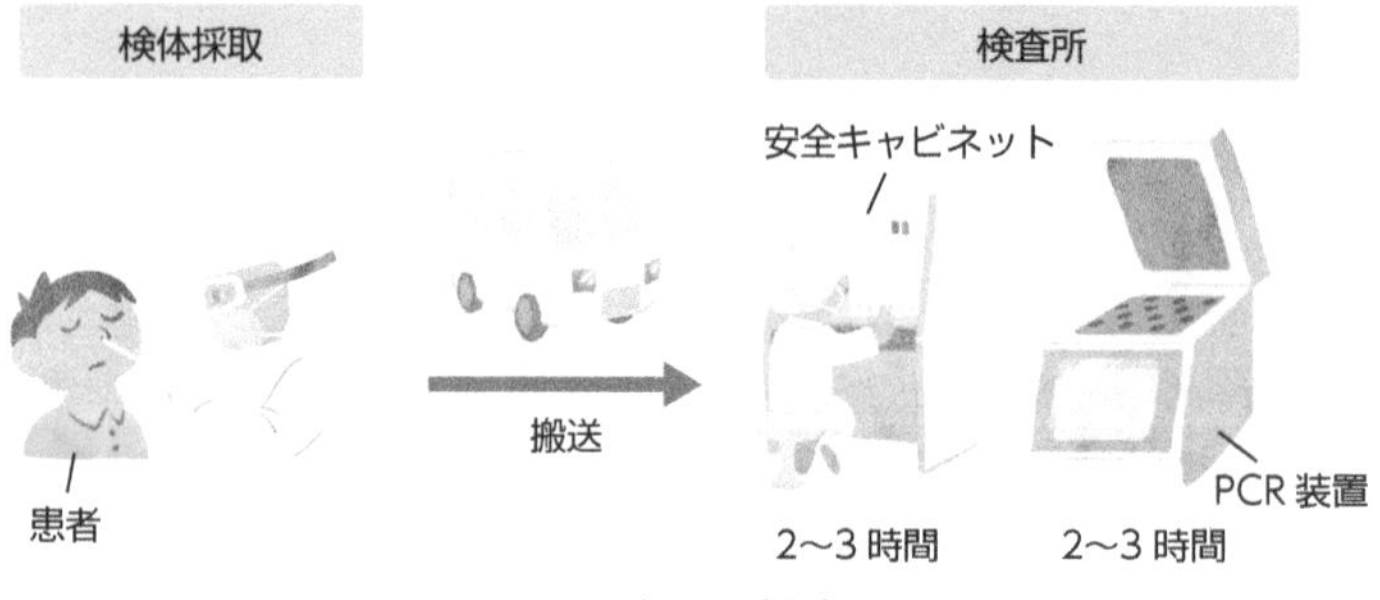

図55　ウイルス検出の場合のPCR検査

の数字の低さはそもそも、検体（肺の奥にウイルスが存在するかどうかを知るための喀痰や、鼻から喉にかけての粘膜部分にウイルスが存在するかどうかを知るための鼻咽頭ぬぐいサンプル）を採取するタイミングのずれによるところが大きい（図56）。からだの中でたくさんウイルスが増えているタイミングで採取されたかどうかである。もうひとつは、喀痰は被験者が自ら採取するが、鼻咽頭ぬぐいサンプルは、インフルエンザの場合と同様に、医療従事者の、ウイルスが増えている粘膜部分を正確に採取する技術にも大きく左右される。最近は、唾液が検体として用いられることが多くなっているので、検体採取時の問題は少なくなっている。

（2）抗原検査

抗原検査は、抗体を用いて、検体の中のウイルスや細菌の抗原（たんぱく質など）の存在を調べ

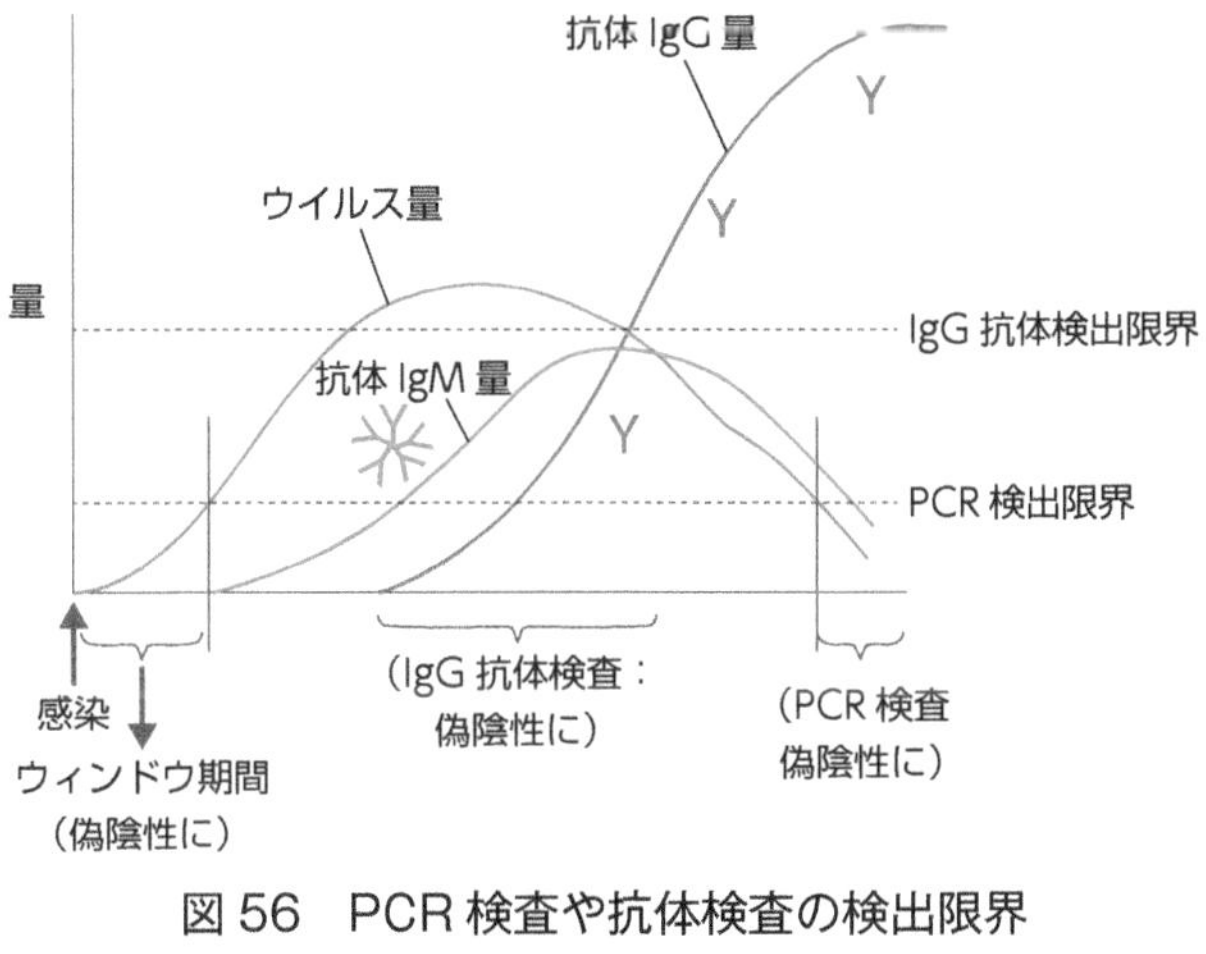

図 56　PCR 検査や抗体検査の検出限界

るものである。病院内で、簡便に、そして迅速に診断できる方法として実用化されている（図57）。

（3）抗体検査

抗体検査は、ウイルスや細菌を抗原として用いて、この抗原と特異的に結合する抗体が、検体（血液、血清、もしくは血漿）中に存在していたかどうかを調べる方法である。最近では、新型コロナウイルスに対する抗体をもっているかどうかの検査が話題となっているが、感度に問題があり、各メーカーのキット間で陽性率にばらつきが見られる。HIVなど、迅速に診断できる方法として実用化されている（図57）。

（4）陽性判定

PCR検査と抗原検出キットは、どちらも感染した後の急性期（発熱の症状から、今まさに増えていると思われる時期）にウイルスや細菌がからだに存在するかどうかを調べるもので、検査する

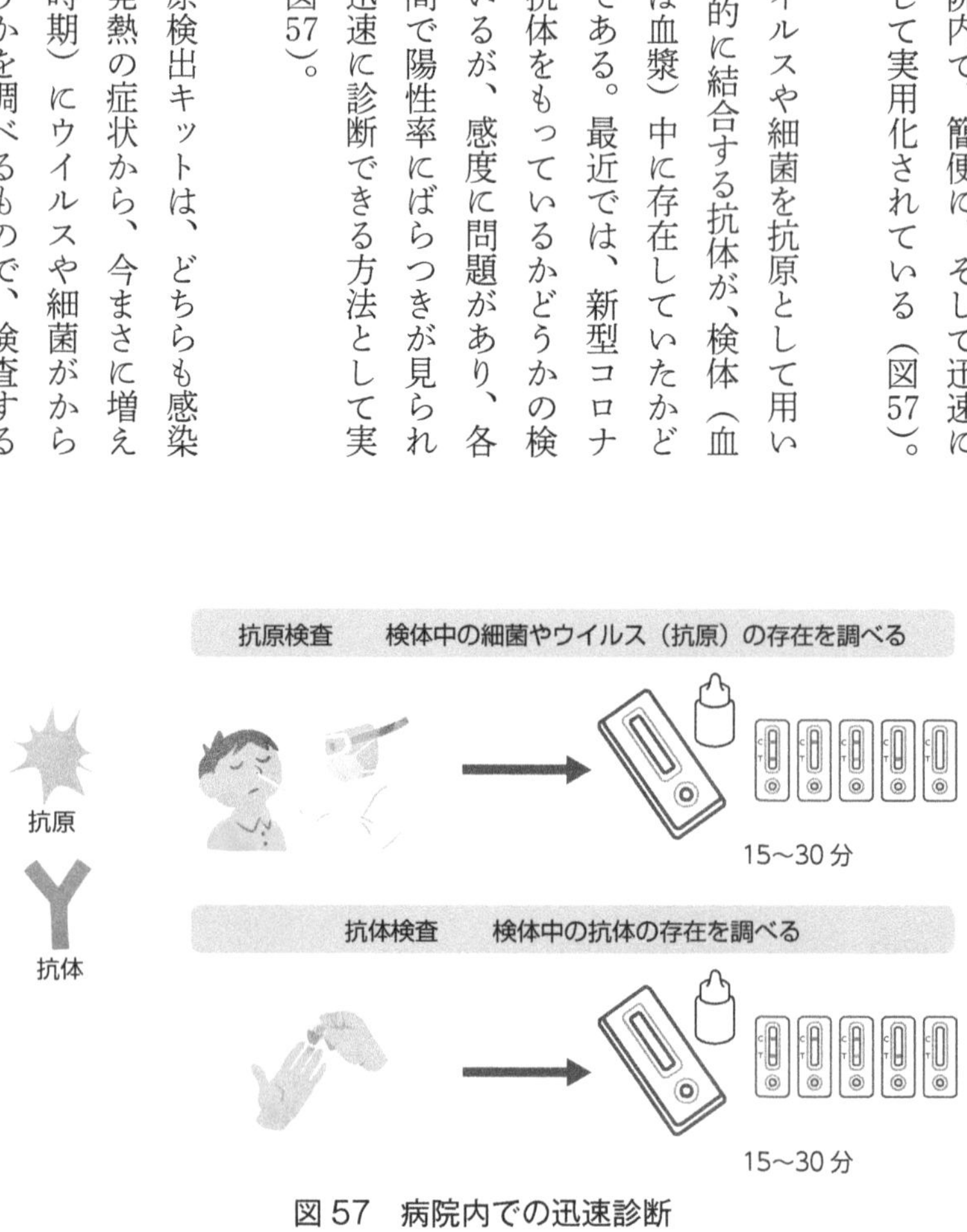

抗原検査　検体中の細菌やウイルス（抗原）の存在を調べる
抗原
抗体
15〜30分
抗体検査　検体中の抗体の存在を調べる
15〜30分

図57　病院内での迅速診断
採血し、遠心分離するのは時間がかかるが、指を用いる方法はすぐに結果が出る。

時点で感染しているかどうかの診断に使われる。陽性判定が下った検体は陽性といえるが、陽性の反応が出なかった場合は、完全にウイルスや細菌が陰性であるとは断定できない。いずれの検査法にも、検出できる限界が必ず存在するからである。

ＰＣＲ検査の場合には、最初の検体の中に、増幅している遺伝子の数が50個程度以下の数しか存在しない場合には検出できないことが多い。したがって、正確には、「少なくとも50個以上のウイルスは含まれていなかった」という判定になる。

抗原検出の迅速キットはいわゆるイムノクロマト法というもので、インフルエンザの迅速診断として病院で15〜30分程度で結果がわかる馴染み深い方法である。ただ、ＰＣＲ検査に比べるとかなり感度は低い。検体の中にかなりの数のウイルスが必要である。

一方の抗体検出キットは、ウイルスや細菌に感染し、発熱や咳、もしくは下痢などの症状がある時期（急性期）をすでに過ぎて、もはや回復に向かっている状態にある人、もしくはそれ以降の人から採血し、血液中に存在しているウイルスや細菌に対する特異抗体の存在を検出するものである。このような病原体に対する抗体は、通常は、一旦増えてくると数年は血液中に安定して存在しているので、この抗体検出の結果は、過去に感染していたことを証明することになる。

●細菌やウイルスの血清型と、遺伝子型を判別し、「ワクチン」で対抗する

細菌もウイルスも、ワクチンの開発には血清型の情報が重要で、血清型が多くあると開発が困難である。

(1) ウイルスでは中和抗体

ウイルス粒子の一番外を構成しているたんぱく質もしくは糖たんぱく質は、細胞の表面に突き出ているレセプターに結合し、感染を成立させるという、ウイルスにとって大事なステップを担っている。

ウイルスが感染し、からだの中で増え始めると、やがて宿主の免疫細胞が活発になり、このウイルスに対する抗体を作り始める。ウイルス粒子を作っているたんぱく質はいろいろあり、しかも1つのたんぱく質の中にもいくつかのエピトープ(抗体が異物と認識する場所)が存在するので、バラエティーに富んだ抗体が作られる。ウイルスの感染をブロックできる抗体は、作られる抗体のうちの一部で、この抗体こそが、真の感染防御の役目を司っており、「中和抗体」といわれるものである。

ワクチンは、感染するウイルスのたんぱく質上のエピトープをヒトのからだに認識させ、その後にウイルスが感染するのを防御することができる抗体を作らせることが目的である。予防接種とは、自然界のウイルスに感染する前に、ワクチンを接種し、あらかじめこの抗体を作っておくことである。

(2) 血清型

しかし、今やグローバルな社会になって、同じ名前で呼ばれるウイルスでも、似ているものと

違っているものが、世界中、場所によってバラバラに分布している。この似ているもので重要なポイントは、1つのエピトープを認識した抗体（単クローン抗体）が似ているウイルスのいずれとも同じように反応し、しかも感染を防御する機能をもつ中和活性を示すことである。

このような場合に、同じ「血清型」に分類されるというふうにくくられる（図58）。逆に、この単クローン抗体には反応しないウイルスには、別の単クローン抗体を作製し、中和活性を示すウイルスをくくり、別の血清型と定める。これを順次行

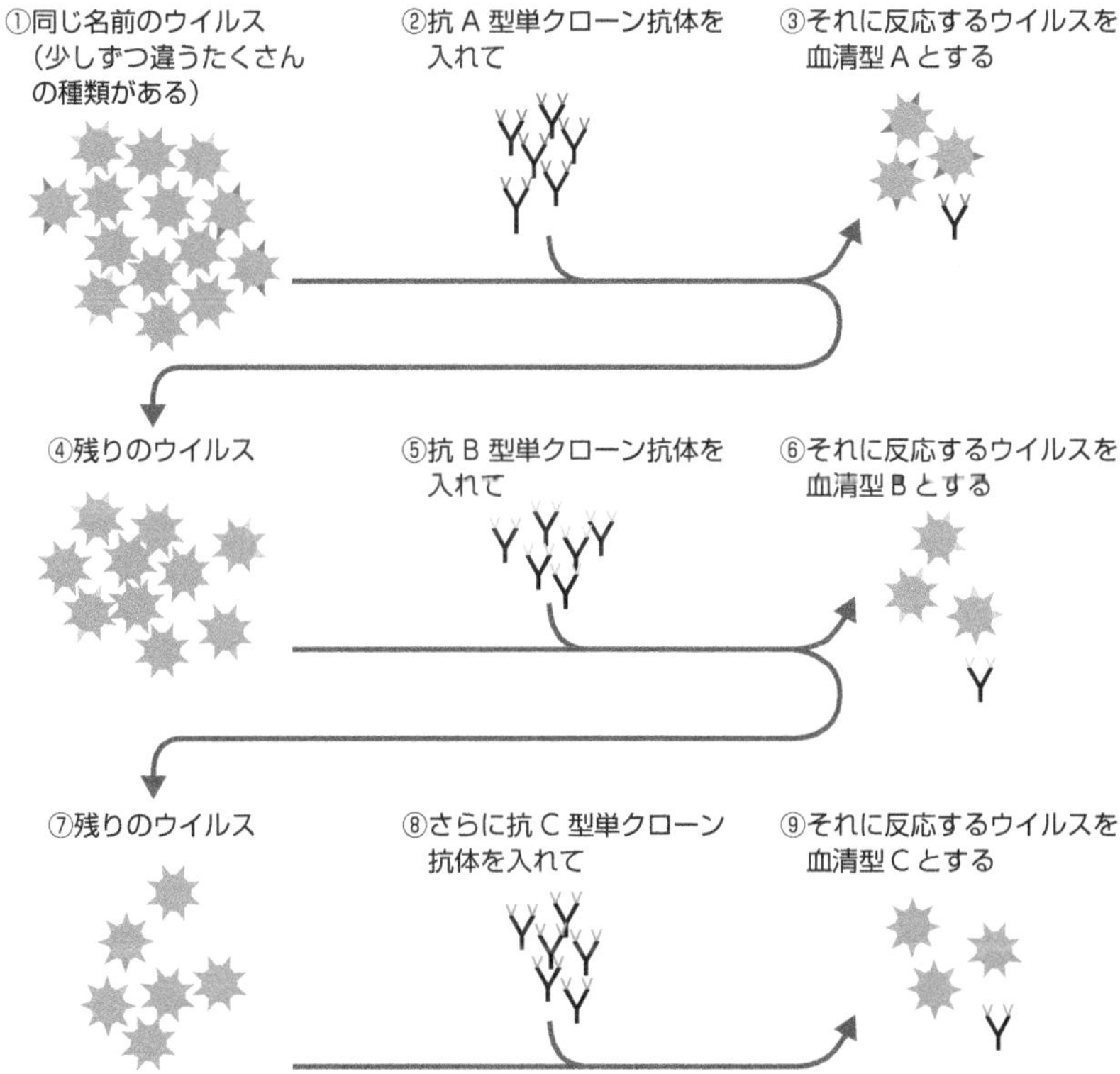
①同じ名前のウイルス（少しずつ違うたくさんの種類がある）
②抗A型単クローン抗体を入れて
③それに反応するウイルスを血清型Aとする
④残りのウイルス
⑤抗B型単クローン抗体を入れて
⑥それに反応するウイルスを血清型Bとする
⑦残りのウイルス
⑧さらに抗C型単クローン抗体を入れて
⑨それに反応するウイルスを血清型Cとする

図58　抗体反応でウイルスを型に分ける

うことにより、血清型の分類が確定する。

（3）遺伝子型

一方、同じ血清型にグループ分けされるウイルスが複数個あった場合に、遺伝子の配列がどの程度近い関係にあるかによって、遺伝子の角度から分類することができる。これは「遺伝子型」と呼ばれている。最近は、それぞれの感染症にかかった患者の血液や鼻腔、咽頭、鼻咽頭ぬぐいサンプルを用いて、感染症診断がＰＣＲ検査法で行われることが多くなっている。

このような検体の培養によりウイルスを分離していた時代は、主として血清型で分類していたが、最近では遺伝子型で分類されることが多くなった（図59）。ウイルスによっては、ある年から血清型分類から遺伝子型分類に切り替わり、世界的に共通の話題として通用するのは遺伝子型のみというものもある。

デングウイルスの場合は、４血清型があり、それぞれの血清型には5～6個の遺伝子型が存在する。問題は、遺伝子型といっているが、１つの血清型の中でも、遺伝子型が異なると感染を阻止する抗体が共通しているとは限らない点である。１つのワクチン株で代表

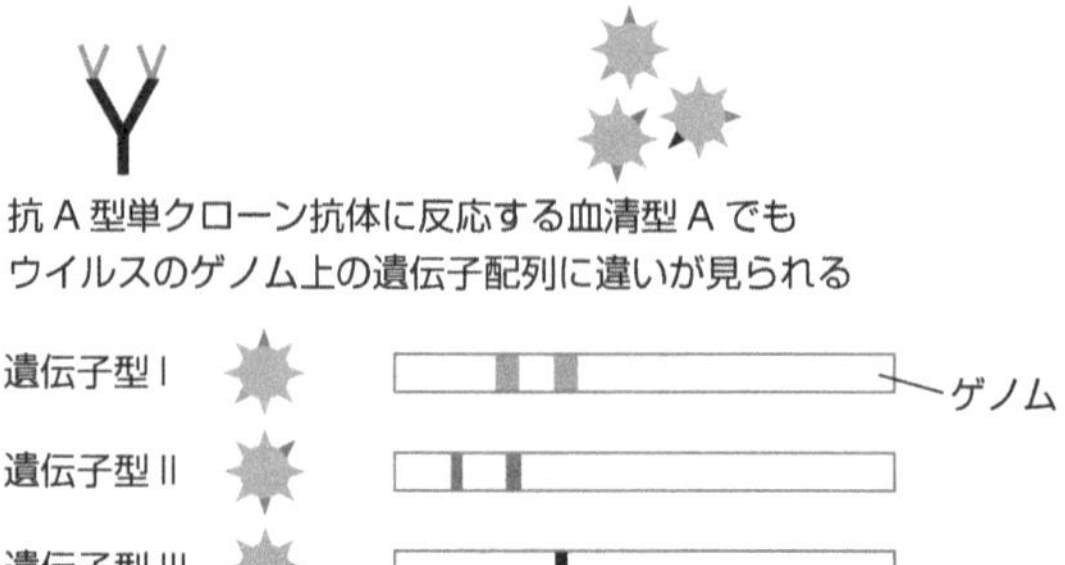
抗Ａ型単クローン抗体に反応する血清型Ａでも
ウイルスのゲノム上の遺伝子配列に違いが見られる
遺伝子型Ⅰ
ゲノム
遺伝子型Ⅱ
遺伝子型Ⅲ

図59　血清型に分けたウイルスをさらに遺伝子型に分ける

させても、すべての遺伝子型のウイルスの感染防御に、同程度に効果的な役割を演じることができる抗体が作られるかどうかはわからない。

（4）細菌にはオプソニン効果

細菌の場合も考え方は同じで、はじめ血清型といっていたものが、だんだんと遺伝子の情報が過多になり、これを選り分けるための単クローン抗体の作製も追いつかないという現状から、遺伝子型で話が進んでいくことが多くなっている。

細菌排除には、ウイルスの中和とは異なり、食細胞が細菌を食べやすくするために、細菌に対する抗体がかかわっている。食細胞は、血液中の単球という細胞が組織に移り、マクロファージと呼ばれる細胞に成長し、細菌などを食べる役割を担う。これは、オプソニン効果（図16参照）と呼ばれている。

●単クローン抗体で「抗体医薬」を目指すことで患者の救世主に

ウイルスの粒子を作っているエピトープのうち、ちょうど宿主細胞のレセプターに結合するところを認識した中和抗体が感染を防ぐ力が強い抗体である。この抗体の量が多くなってくると、ウイルスはもう増えるのをあきらめ、からだから退散する。

（1）ハイブリドーマ法

抗体を作る体液性免疫の主役であるBリンパ球1個が、ウイルスたんぱく質上の1か所のエピトープを認識している。この1個のBリンパ球がどんどん増えていって、多数のリンパ球の集団になっても、元は1個の細胞である。この集団を、細胞クローンと呼んでいる。

がん細胞は培養するとどんどん増える性質をもっているが、リンパ球も含めて正常な細胞は基本的には培養しても増えてこない。そこで、抗体を作る細胞ががん細胞になったものを利用する。抗体を作る成長過程の途中段階でがん細胞（白血病細胞）になると、抗体は作っていないが、培養するといつまでも半永久的に増え続ける細胞になる（マウスの場合にはＳＰ２という名の細胞が世界的に使われている）。

両方の細胞の良いとこ取り、すなわち抗体を作る力と増え続けるという力を1個の細胞にもたせることができると、粒のそろった抗体を大量に、しかも培養装置を使って増やすことができる。そこで、考え出された方法がハイブリドーマ法である（図60）。２個の細胞を1個の細胞にする細胞融合という方法には、はじめ、ＨＶＪ（Hemagglutinating Virus of Japan、別名はセンダイウイルス）という、マウスに肺炎を起こすとして分離されていたウイルスが使われていたが、今ではほとんどがＰＥＧ（ポリエチレングリコール）という薬品が使われている。

マウスに感染させる、もしくはウイルスや細菌の1つのたんぱく質を精製して免疫し、抗体の量が十分上がったところで、そのマウスの脾臓の細胞とＳＰ２細胞との間でハイブリドーマを作製すると、いくつもの種類に分けられる抗体を作っていることがわかる。ほぼ同じ場所を認識した抗体であっても、その結合の仕方に違いが認められるなど、抗体の認識する様式は本当に多様である。

（2）抗体医薬

最近は、この技術で作った単クローン抗体（モノクローン抗体、モノクローナル抗体ともいう）が医療に活かされ、抗体医療という分野が活発化

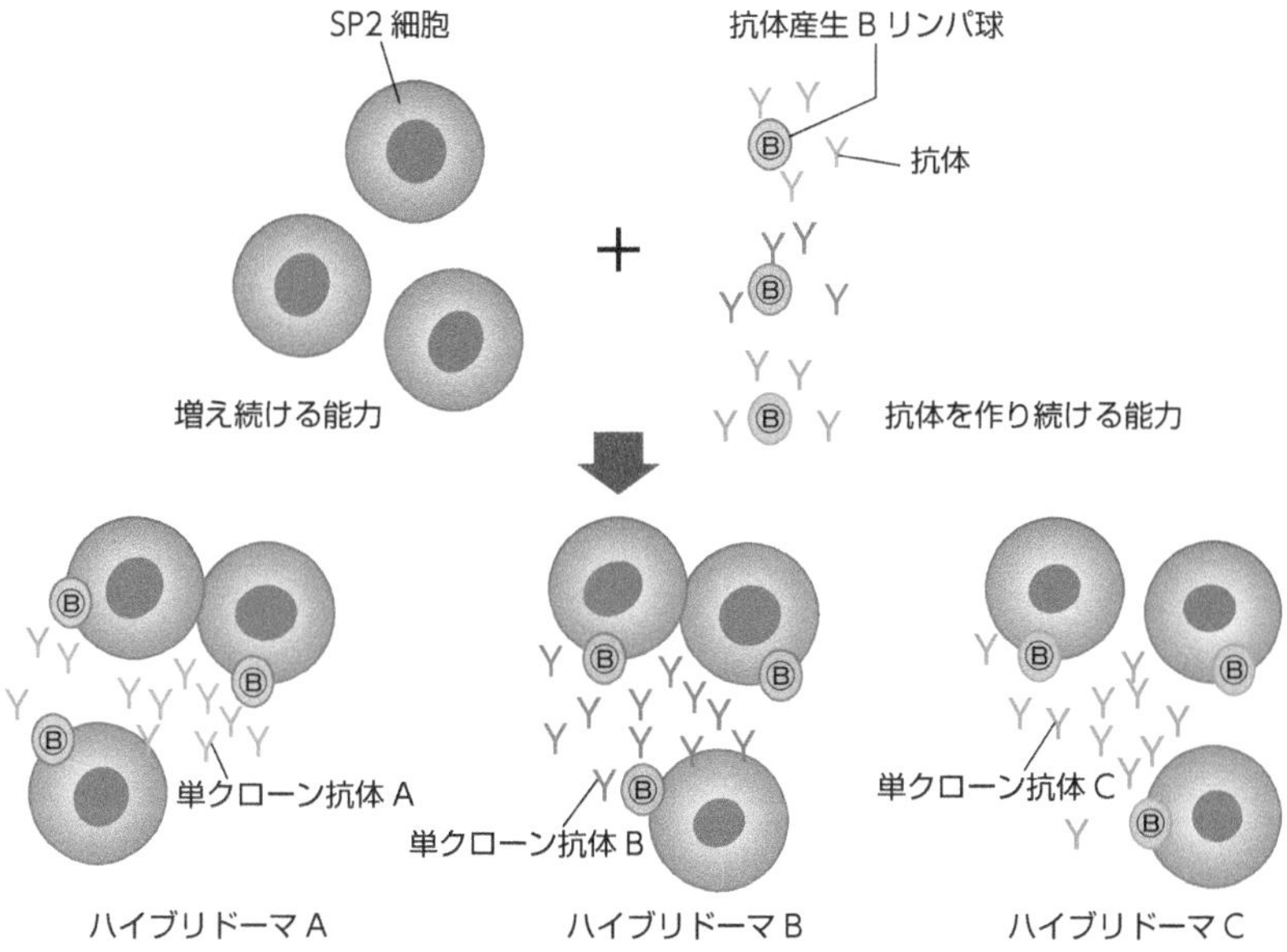

図 60　たくさん抗体を作る技術：ハイブリドーマ法

している。すなわち、有用な抗体が抗体医薬として、大きな製薬会社の世界的なヒット商品となっている。リウマチ治療用抗体や、がん細胞を排除できる抗体まで開発されている。

最近、血眼になって世界中で開発が進められているのが、COVID–19に対する抗体医薬作りである。新型コロナウイルス（SARS–CoV–2）に感染し、その後回復し、十分な感染防御できる抗体をもっていると考えられる人の血漿を、急性期の患者に投与（血清療法）するとその患者が回復したという例がいくつか報告された。その中の主役を担っていたと考えられる中和抗体を作ることができるハイブリドーマを作製し、工場で大量生産すれば、世界中の患者の救世主になり得ることを期待して、励んでいるグループが多いと思われる。

（3）100％ヒト型単クローン抗体

まず、マウスにSARS–CoV–2を免疫し、その脾臓細胞とSP2細胞の間でハイブリドーマを作製し、感染を阻止する強さがはっきりと確認できた場合には、この抗体をヒトの抗体に近づけたのちに大量生産する（この場合は、ヒト化単クローン抗体という）。もっとも、はじめから、SARS–CoV–2に感染した患者が回復し、はっきりと感染を阻止する抗体の存在が確認できる場合、その元患者から血液を提供してもらい（もちろん、倫理委員会の承認を得て、この計画の趣旨を説明するインフォームドコンセントに承諾、サインを得たのちに実施できる）、完全に100％ヒト型の単クローン抗体を作製することも可能である。こちらの方が、安全で、繰り返し投与することも可能といわれている。

おわりに

感染症の知識を身につけて、毎日の生活に活かし、人生100年時代を元気に生き抜く

本書では、今の日本の社会に潜む感染症を中心にフォーカスしたので、世界から見ると特殊な状況が随所にあるかもしれない。しかし、赤ちゃん、保育園・幼稚園児、学童、青年、妊婦、成人、高齢者世代と、それぞれの世代において、身近に潜む注意するべき感染症について一通り解説した。感染症の予防に役立つよう基本的な知識を織り交ぜながら、災害のように繰り返しやってくる感染症の危機を乗り越えるために、冷静な判断ができることを目指した。現在、流行が続いている新型コロナウイルス感染症ばかりか、2002年のSARS、2012年のMERS、それにエボラ出血熱やマールブルグ病など、病原性の高い感染症は動物由来であることを考えると、今後も繰り返し新たな感染症がどこからか湧き出てくることは確実である。

2019年末に発生した新型コロナウイルス感染症により、2021年5月現在も、旅行はかなり制限されている状況ではあるが、日本はクリーンで、自然がいっぱいで、人もたいへん親切だから、世界の国々から、「旅行に行くなら日本へ」と人気が高いようである。一方、日本人は、「どこの国に旅行に行きたいか」との質問には、アメリカか東南アジアと答える人が多い。

一部は本書でも触れたが、世界はまだまだ広く、いろいろな感染症がはやってい

る国が多い。日本で考えれば、昭和の初期か中ごろに流行して今はほとんど見かけない感染症も、諸外国では今も流行していることが多い。

特に、高齢者と呼ばれる世代は、子どものころに多くの感染症にさらされながらもたくましく生き残ってきているので、大丈夫という気持ちが強いだろうが、免疫の力も、時々は刺激をしないと怠けてしまい、ほとんど役に立たない状態になってしまっている可能性が高い。

とにかくワクチン接種で刺激を与え、免疫の力を回復させよう。ワクチンが開発されていないものに対しては、それぞれの感染症のポイントに気をつける以外に方法がない。高齢者ばかりではなく、ここで紹介したそれぞれの世代も、インターネットやテレビの情報が過多な世の中で、何が信頼できる本当の話なのか、見極める力が必要だ。これまでは知らなくても暮らせたかもしれないが、これからは見えない微生物がいつも共存しているという意識をもって情報を冷静にとらえていこう。折しも新型コロナウイルスで世界中が大変なことになっているが、そのことでまた新しいワクチン開発や抗ウイルス剤の開発に人類は立ち向かっている。ＰＣＲ検査だけでなく、新しい検査キットも開発され始めた。そして医療と検査を担う関係者の存在意義も重要であると再認識されている。たしかに、ＡＩなどに任せられる日常生活もあるが、新しい感染症と戦い克服するには人類の知恵と知識、それに何よりも高病原性の病原体を正しく扱うには、多くの経験と高い熟練度が要求される。そのような人材をあらかじめ備えておく以外に、対応策はにわかには整わない。

最先端の技術による先進医療も次々と開発されているが、私たちがまだ知らない微生物による新しい感染症が、次々に生まれてくるように思う。世界中を騒がせている新型コロナウイルスがどこから来たのか、これから明確になるであろう。そしてこれからも、実は自然界にずっと以前から潜んでいたウイルスが、あるとき突然に野生動物から直接に、あるいは媒介する蚊やダニによって人間社会に入り込んで感染症をもたらすであろうことは容易に想像できる。そのたびに本書を引っ張り出してきて、「その新しいウイルスとどう戦うのか? どう共存していくのか?」と、①ウイルスや細菌という微生物をよく知って、②自分のからだの免疫機能を理解して、③何が起きているのかを信頼できる情報を頼りに、「感染症生活」をたくましく生き抜いてほしいと思う。

本書の執筆にあたり、講談社サイエンティフィク出版部の神尾朋美さんのご理解と適切なコメントと添削、そして麻布大学生命環境科学部の三宅司郎教授をはじめ多くの方々から貴重な助言をいただきました。深く感謝の意を表して、本書の最後とさせていただきます。

ま

や

ら

わ

た

な

は

か

さ

索引

著者紹介

生田和良《いくたかずよし》（医学博士）大阪大学名誉教授

1973年　神戸大学農学部卒業
1979年　大阪大学大学院医学研究科ウイルス学専攻博士課程修了

大阪大学微生物病研究所（阪大微研）助手、ルイジアナ州立大学医療センターポスドク、阪大微研助教授、北海道大学免疫科学研究所教授（東京医科歯科大学難治疾患研究所客員教授を2年間併任）、阪大微研教授、一般財団法人阪大微生物病研究会研究開発部門長、地方独立行政法人大阪健康安全基盤研究所微生物部長を歴任。

著書『ポピュラー・サイエンス　したたかなウイルスたち』（裳華房、2000）、分担執筆『疲労の科学』（講談社、2001）、『免疫測定法』（講談社、2014）

NDC 493.8　191 p　21 cm

たいせつな家族《かぞく》を感染症《かんせんしょう》から守《まも》る本《ほん》

2021年5月11日　第1刷発行

著　者　生田和良《いくたかずよし》
発行者　髙橋明男
発行所　株式会社　講談社
〒112-8001　東京都文京区音羽2-12-21
販　売　(03)5395-4415
業　務　(03)5395-3615
編　集　株式会社　講談社サイエンティフィク
代表　堀越俊一
〒162-0825　東京都新宿区神楽坂2-14　ノービィビル
編　集　(03)3235-3701
本文データ制作・カバー印刷　株式会社双文社印刷
表紙印刷　豊国印刷株式会社
本文印刷・製本　株式会社講談社

落丁本・乱丁本は、購入書店名を明記のうえ、講談社業務宛にお送りください。送料小社負担にてお取替えします。なお、この本の内容についてのお問い合わせは講談社サイエンティフィク宛にお願いいたします。
定価はカバーに表示してあります。

Printed in Japan

ISBN 978-4-06-521179-3